足の裏を刺激して
一生歩ける体になる!

きくち体操

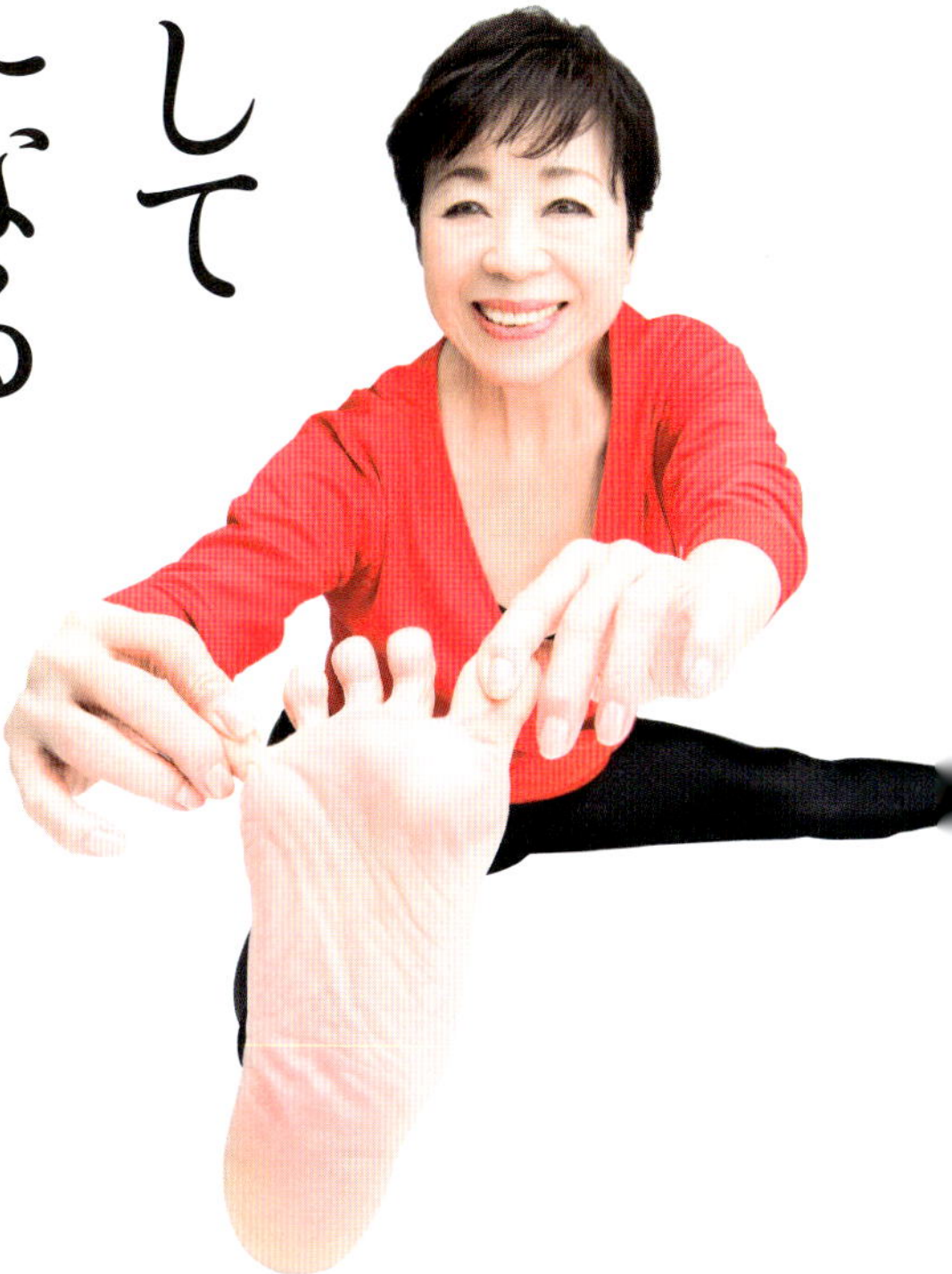

「きくち体操」創始者
菊池和子

宝島社

はじめに

足の裏を意識して使っていれば一生歩ける体になります

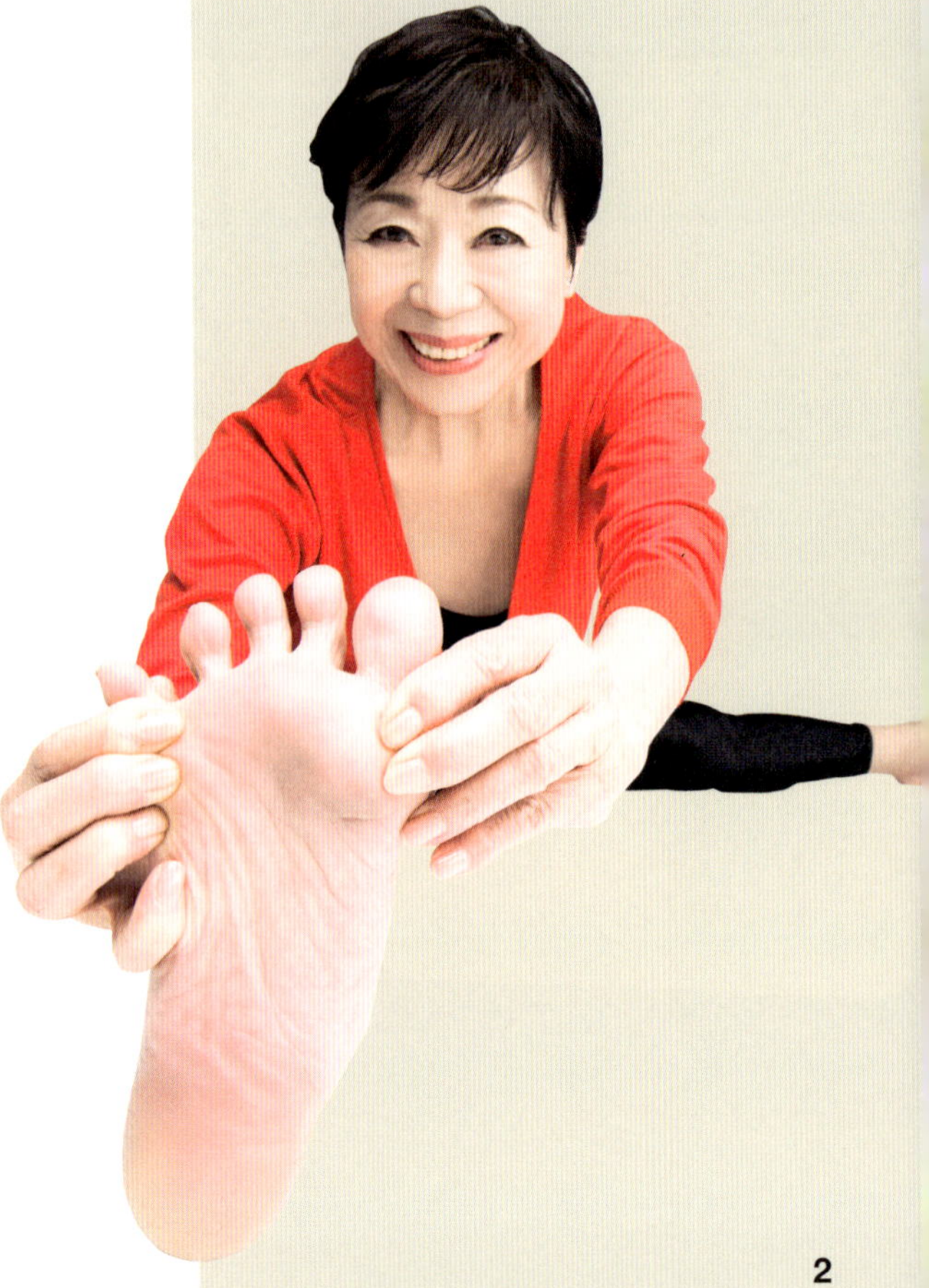

ただ歩くだけでは足の裏を刺激できない

〝老化は足から〟と言われますが、これはもう本当に絶対と言ってよいくらいに正しいのです。足元がおぼつかなくなって歩くのがおっくうになれば、外出したくなくなります。そうして家にこもってばかりいれば、ますます足は弱っていき頭もぼんやりとしてきてしまいます。いくつになっても自分の足で自由に歩けることは若々しくいることの大前提です。

ここまで読んで、「自分は大丈夫。毎日せっせとウォーキングしている」と思った方もいらっしゃるかもしれません。ですが、一日何千歩とか、一日何キロとかと目標を立てて、それをこなしたとしても、必ずしも足は丈夫にはならないのです。歩いているのにもかかわらず、足が弱ってきたり痛んだりする方たちからしばしば相談を受けます。

ほとんどの人は生まれて一年も経てば歩けるようになり、その後、何十年も当たり前のように歩いています。何も考えなくても歩けてしまうのです。

けれども、一生歩ける足でいるためには、ただ足を前に運んで前進するだけではなく、足の指や足の裏を意識してきちんと使って歩くことが大事です。長い時間をかけて歩くよりも、長い距離を歩くよりも、足の裏の刺激を脳で感じ取って一歩一歩、足の指で地面をつかむように使って歩くことがより大事なのです。

足の指や足の裏を意識することもなく、使っている感覚を感じ取ることもなく、無意識に歩いているとしだいに使えていない部分を感じ取らなくなってしまい、せっかく歩いても弱った足を作っていってしまうのです。

足の裏には、立つ以外の働きがある

足の裏を見てみましょう。皆さんは、それほど大事な足の裏のことをこれまで気にかけたことがあるでしょうか？

こんなに小さな足の裏ふたつで全体重を支え、立ち、歩いているのです。足の裏が傷ついたり、足の裏の筋肉が衰えたりしたら、はって進むしかありません。私たちは足の裏に砂つぶがひとつついただけでも違和感を感じますよね。それは足の裏が脳に密接につながっているからなのです。

だから、ぜひ足の裏に関心を向けてください。私たち人間が脚で立つ以上の働きを、足の裏はしてくれているのです。

この本では、そんな大切な足の指や足の裏が脳につながっていることを感じ取れる方法をお伝えします。今まで足について何も気にしていなかったという方こそ、体の変化を実感していただけるはずです。歩ける脚力がつくだけでなく、腰痛がやわらいだり、体調がよくなったり、活力が出てきたりという効果も感じていただけると思います。今、痛みがあってうまく歩けない方や、杖や車イスを使っている方でも、無理と思わずに、少しずつ、できるところからやってみましょう。思いをかけて動かせば、必ず体は応えてくれます。

何回やればいいという決まりはありませんから、昨日よりも今日は足の裏が見やすくなったとか、足の感覚がわかるようになったとか、指が少しでも動くようになったという変化が感じられるまで、自分で納得がいくまで何回でも行っていきましょう。

毎日少しずつでも続けていくと足の指や足の裏に力がつき、しっかりとした足取りで歩けるようになることを実感していただけるはずです。あなたの足の裏をよみがえらせていかれるのは、あなただけです。自分で足の裏をよくして、豊かな人生を送ってくださいね。

きくち体操創始者　菊池和子

足の裏を刺激して一生歩ける体になる！
きくち体操

もくじ

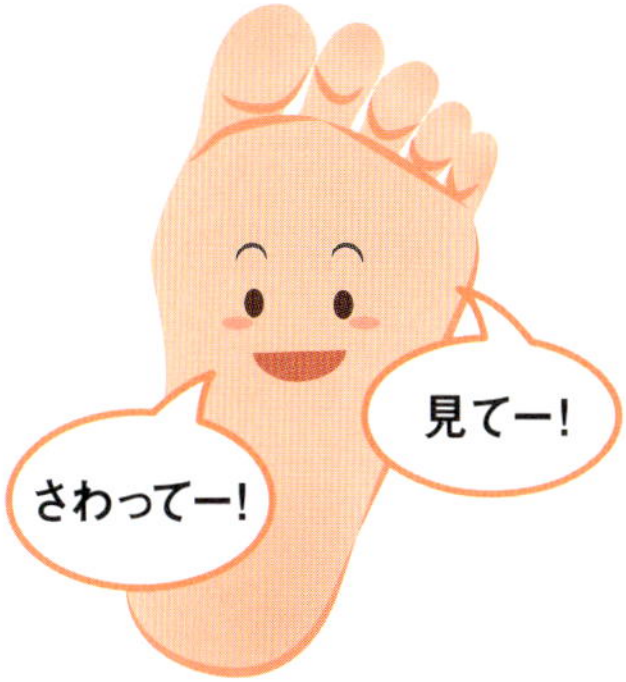
見てー!
さわってー!

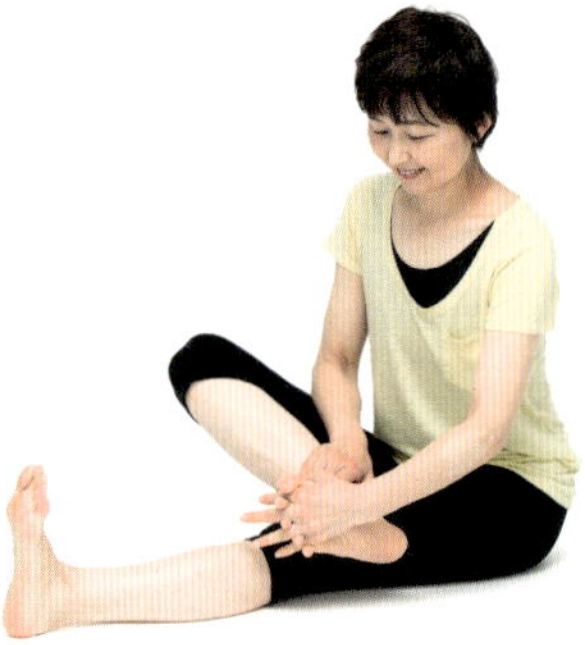

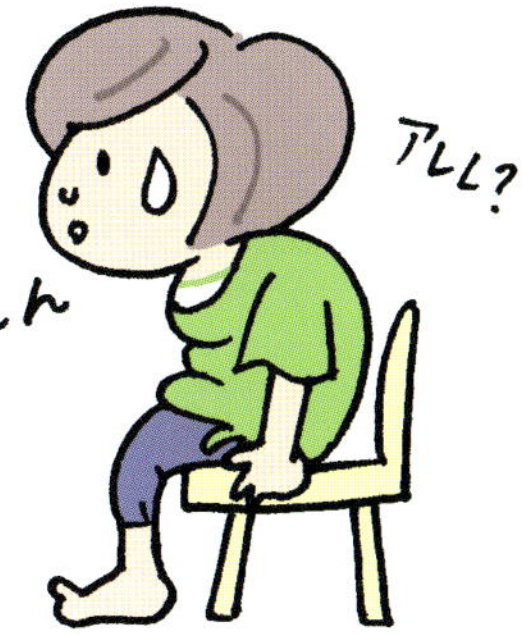
えっ!?
指に力が入りませ〜ん
アレレ?

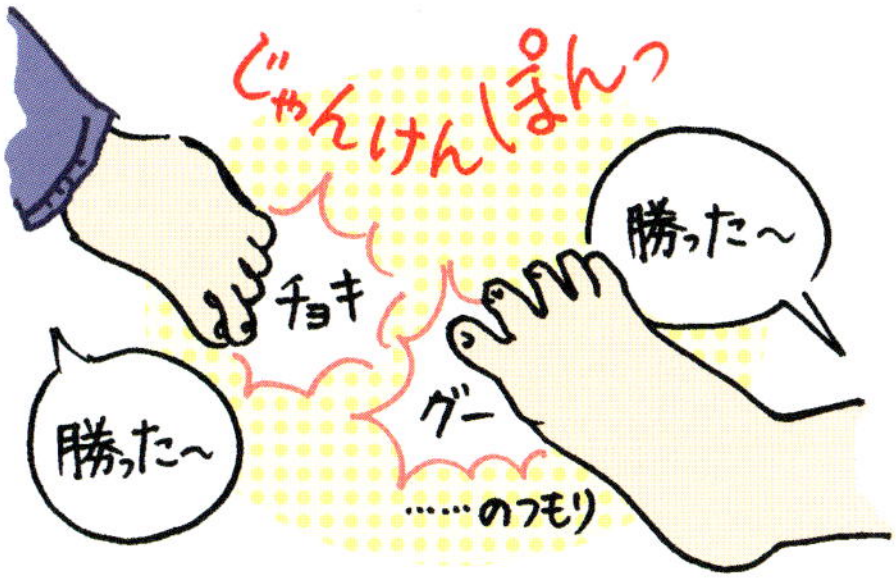
じゃんけんぽんっ
勝った〜
チョキ
グー
勝った〜
……のつもり

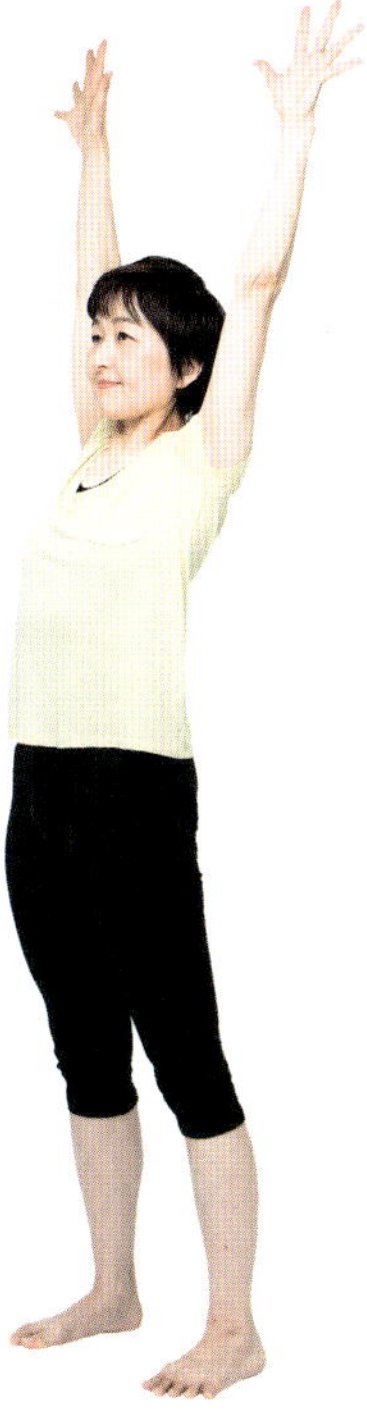

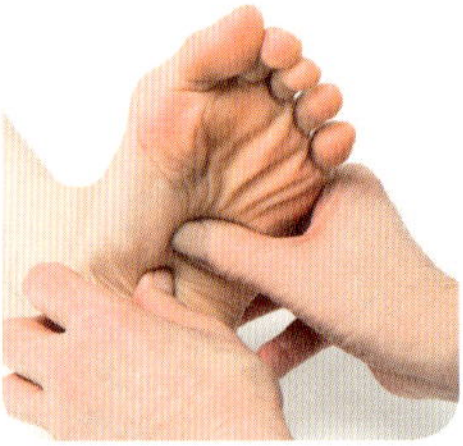

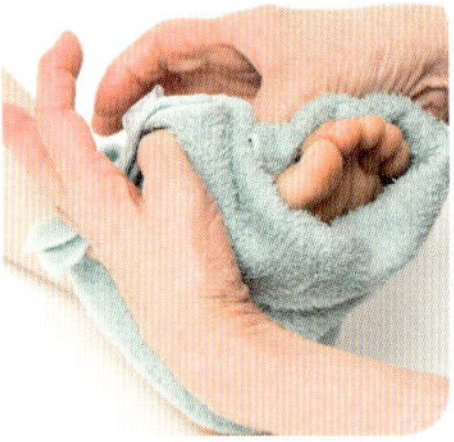

第3章 いつでも足を刺激しよう 111

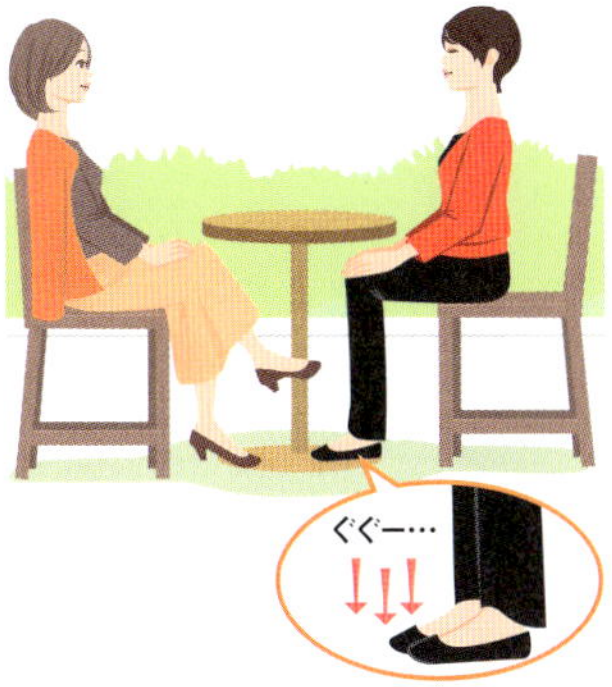

「足の裏を刺激すると、
歩けるだけでなく
内臓も元気になる！」

皮膚と同様に全身の筋肉は
すべてつながっています

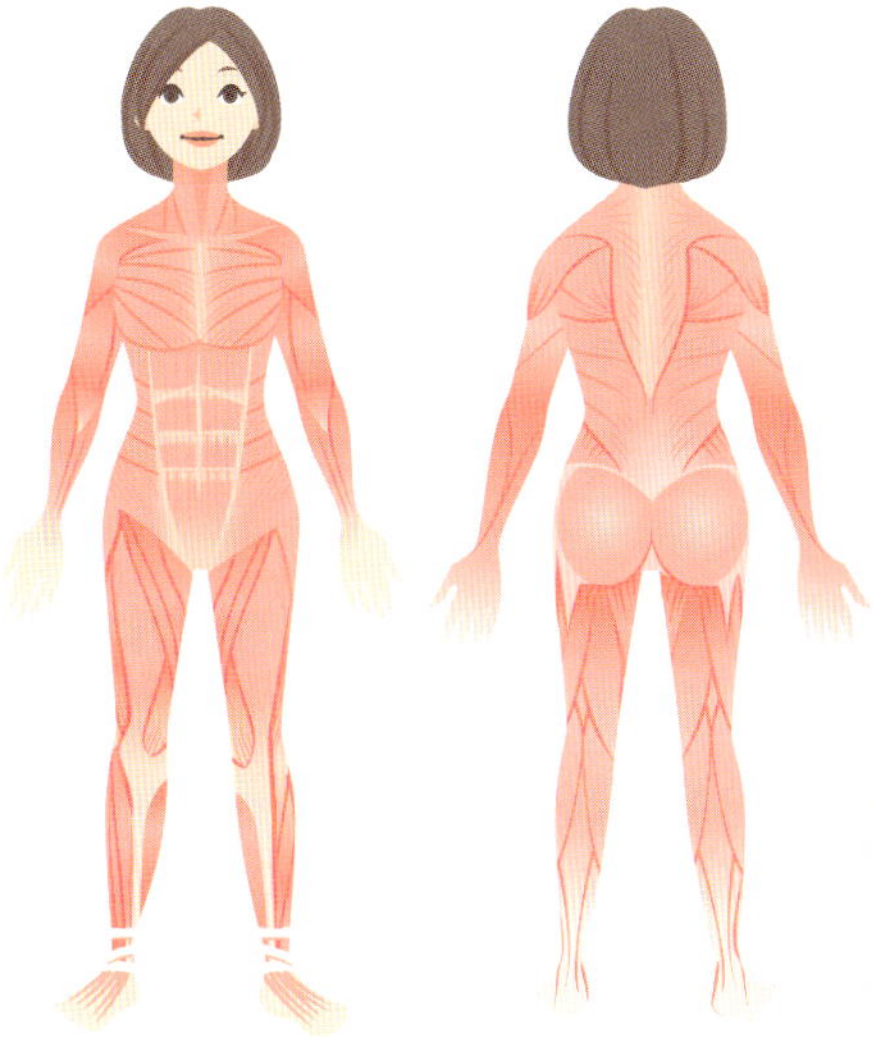

足の筋肉、腕の筋肉と別々にとらえがちですが、全身の筋肉はすべてつながっています。だからこそ、足の裏の筋肉を刺激すると、全身の筋肉に刺激が伝わっていきます。

足の裏を刺激すると脚力がつき関節痛までやわらぐ

足の裏を刺激するだけで一生歩ける体になるというのには3つの理由があります。

1つめは足の裏を刺激すると足の裏の筋肉が目覚めるだけでなく、すねやふくらはぎ、もも、お尻、お腹も背中も、肩や腕、全身の筋肉にまで刺激が届くからです。足の裏を刺激したときに、刺激されるのは足の裏だけではないのです。

試しにふくらはぎに手を当てて、足首をまわしてみてください。ふくらはぎの筋肉が動いたのがわかりましたか？　そのとき、同時にももやお尻の筋肉も動いています。そのように足の裏を動かすと、体のほかの部分も動くことになり、元気にすることができるのです。

　歩くためには足の指・足の裏の力はもちろんのこと、脚力も腹筋も腕の力も必要です。意識して足の指や裏を使って刺激すれば自然とそうした筋力が育って、歩くのが苦にならなくなります。ひざや股関節の痛み、腰痛や肩こりだって次第によくなっていきますからぜひ続けてみてください。

足の裏を感じるのも足の指を動かすのも脳です

　2つめは足の指・足の裏を刺激することになるからです。足の裏の感覚を感じるのは脳ですし、足の指を動かす指令を出すのも脳です。自分で「感じよう！」と思って感覚を感じ取る、「動かそう！」と思って指を動かすと、脳はどんどん活性化します。

　足の指・足の裏を刺激するときはいつでも意識して脳を使ってください。意識して脳を使うというのは「今ここを動かしている」「もっと指を開いてみよう」「ここが気持ちいい」「ここが痛い」「うまく動かせないなぁ」など、自分の体を感じ取ろうとすることであり、反応を敏感に感じ取ることでもあります。すると五感がさえてきて、目がよく見えるようになったり、

足の裏と内臓は呼応しています
足の裏が元気＝内臓も元気に！

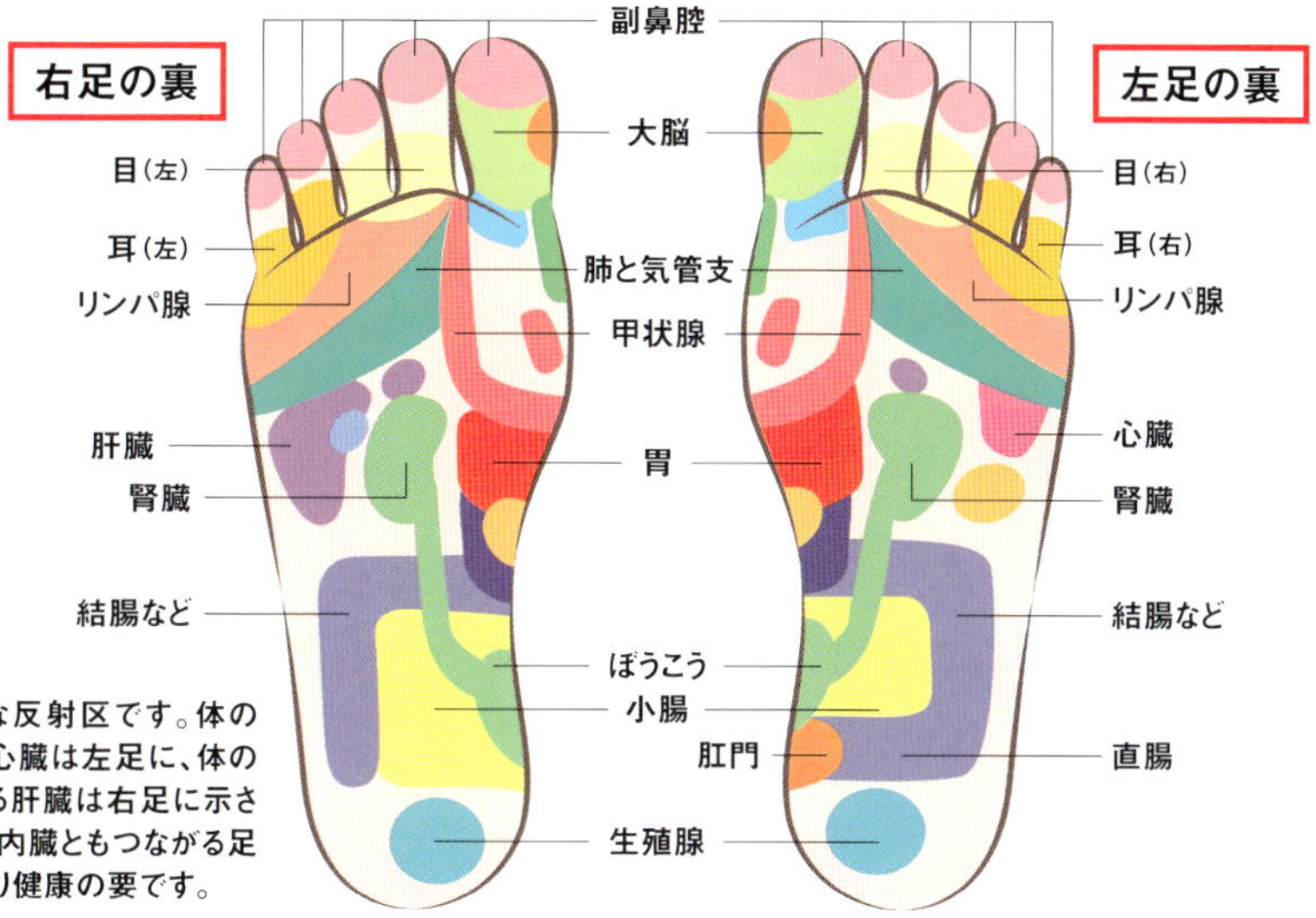

これがおもな反射区です。体の左側にある心臓は左足に、体の右寄りにある肝臓は右足に示されています。内臓ともつながる足の裏はやはり健康の要です。

耳が聞こえやすくなったり、鼻が敏感になったりなど活性してきたことが感じられるようになります。

脳をフル回転させるには、とにかく集中することが大事。テレビを見ながら、音楽を聴きながら足の指や裏を動かしていたとしても、いつのまにかテレビや音楽の音が耳に入らなくなって、足に意識が集中していけばしめたものです。

3つめは足の裏にある「反射区」を刺激することで内臓が活性化するからです。東洋医学だけでなく欧米の研究からも足の裏の特定の部分と内臓が相互作用していることがわかっています。

自分の足を
見てみましょう

この足の裏で一生歩くのです

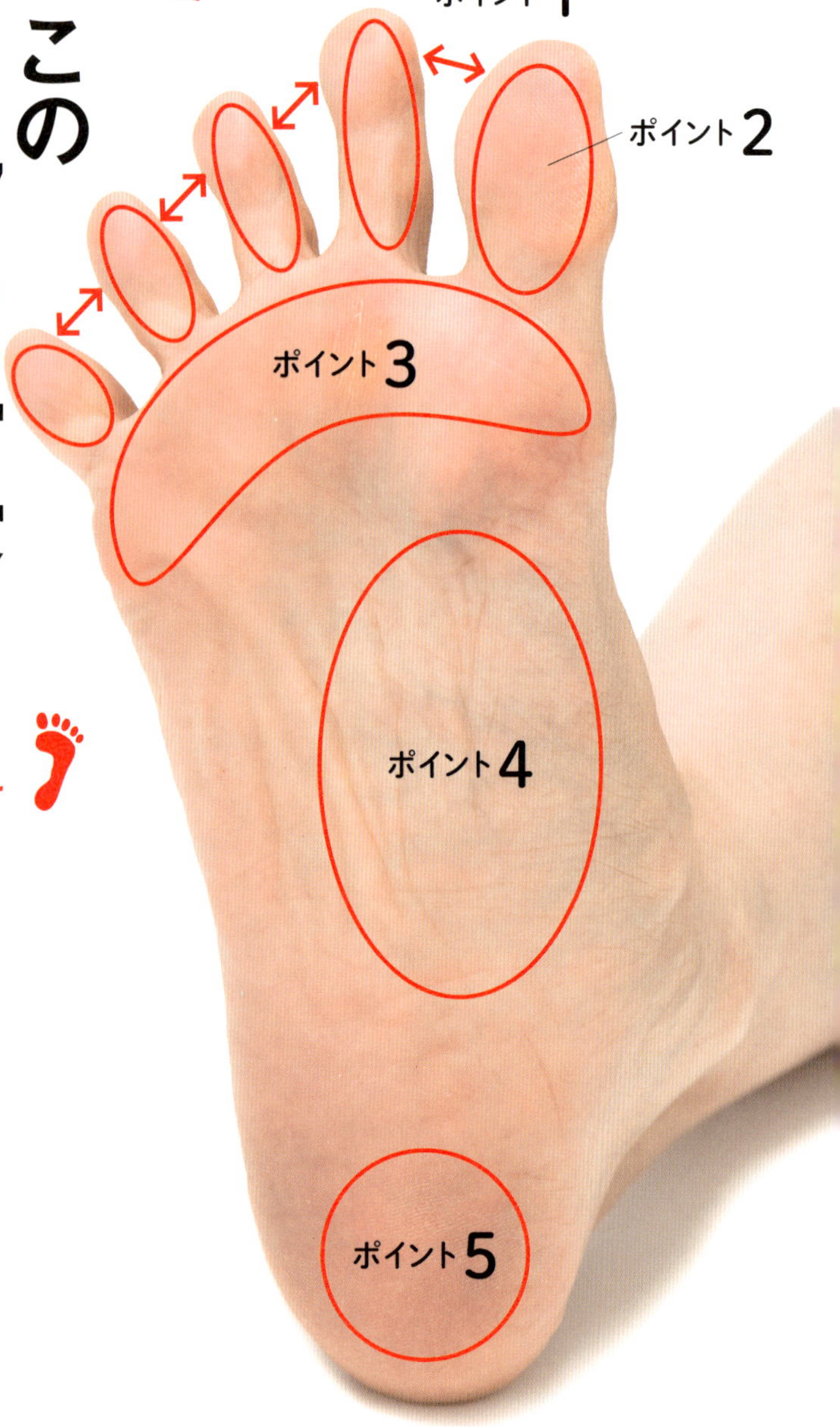
ポイント1
ポイント2
ポイント3
ポイント4
ポイント5

“一生歩ける足”5つのポイント

ポイント 1

指が1本1本独立している

となりの指とくっついていたり、重なっていたら、指で力強く地面を蹴って歩けません。1本1本の指が自立して力があることが大事です。

ポイント 2

指全体に筋肉が発達している

指全体にしっかりと筋肉がついていれば、皮膚も丈夫になっています。どの指もポイント3のつけ根から先端までが頑丈になっているか確かめてください。

ポイント 3

指のつけ根がしっかりしている

指のつけ根というのは、写真のポイント3のところです。歩く時はここから指を使って歩きます。指がちゃんと使えていればここにもしっかりとした筋肉が育っています。

ポイント 4

土踏まずがちゃんとある

足の指をしっかり使って歩いていると作られるアーチが土踏まずです。歩かない生活で筋肉が衰えたり、足の裏が弱って押しつぶされると扁平足になって疲れやすい足になってしまいます。

ポイント 5

かかとに力がある

歩くとき、最初に着地するのはかかとです。かかとをしっかりふみしめて、足の裏全体に力を移行して最後に指で蹴って前に出る。こうして歩くとつまずかないし、転びません。

足の裏
チェック
1

立って上から足を見てみよう

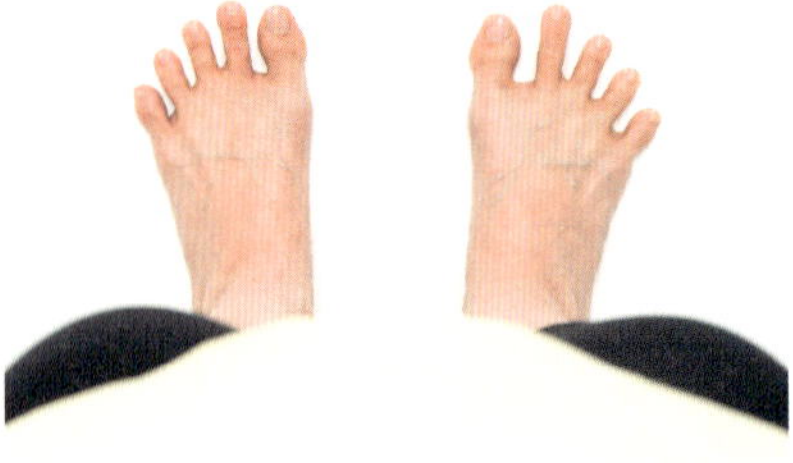

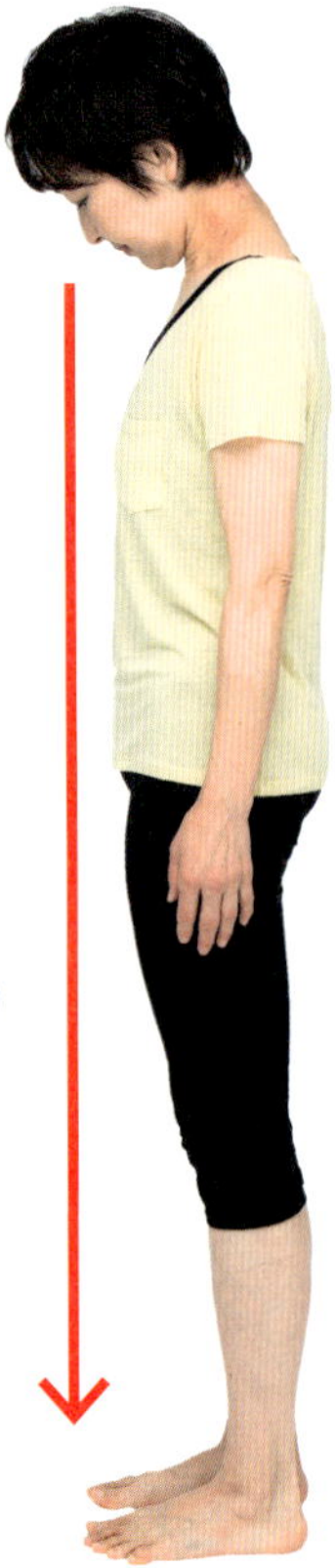

指でしっかり
ふんばってから
足を見る

はだしの足を観察したことがある？

足先をまっすぐ前に向けてひざをのばし、足の指と裏でふんばって立ってください。しっかり立てたら、そのまま顔を下に向けて足を見ます。

指の1本1本がバラバラになって指の裏がピターッと床についていますか？　小指の爪が横を向いていませんか？　土踏まずからあぶら身があふれていませんか？

思い当たることがあったら全部覚えておいてくださいね。写真を撮ってもいいですよ。

足の指や裏をよく刺激すると、形が変わります。以前の足とぜひ見比べてください。

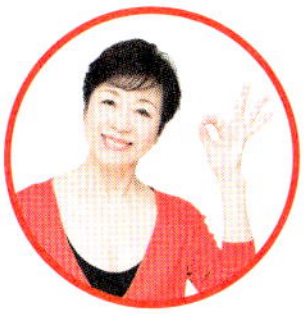

写真のような足じゃなくても
あきらめないで！
動かしていけば大丈夫よ！

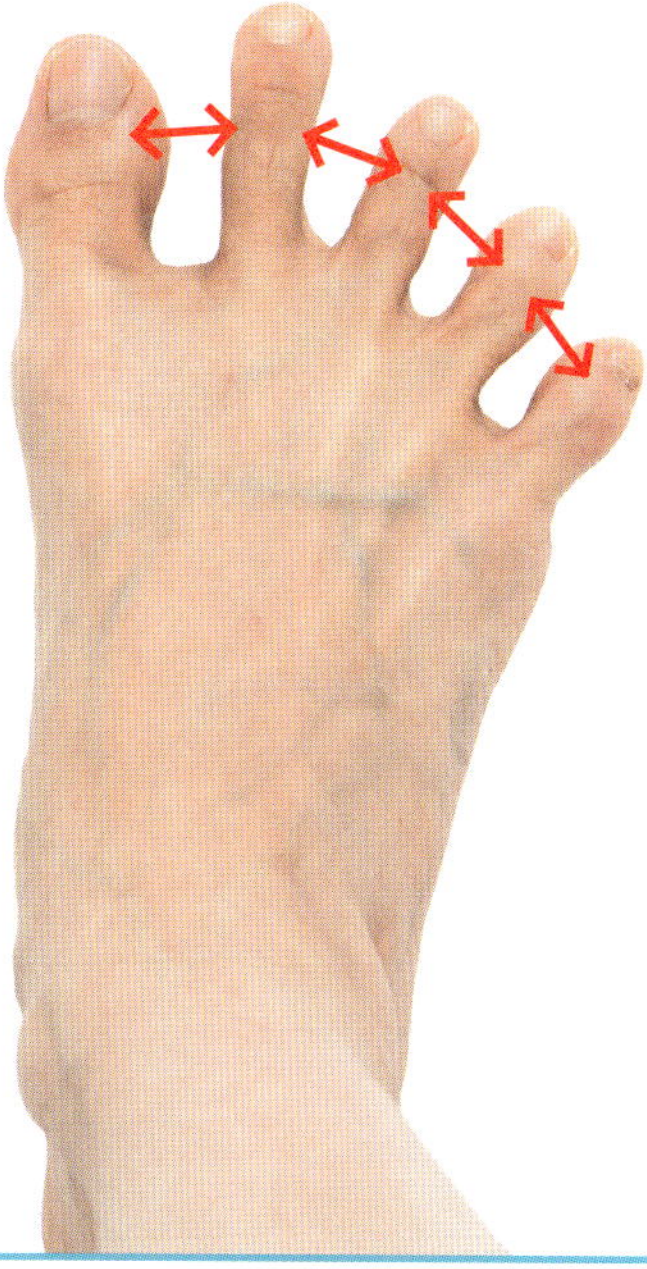

小指の爪は
上向きになっている？
横に倒れて
しまっていない？

指はくっついていない？
1本ずつ
自立している？

こんなふうになっていない？

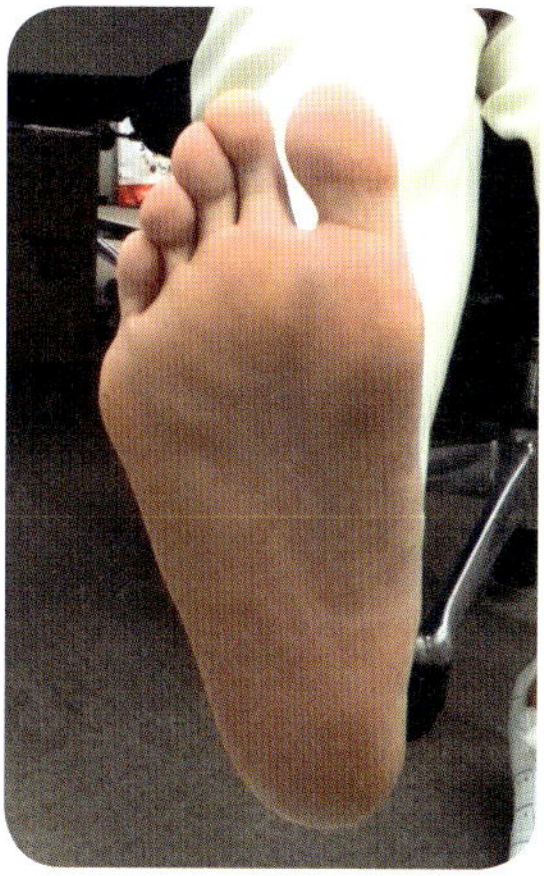

指がくっついている

親指以外の残りの指がくっついています。1本1本の指の力が発揮できず、正しく歩けていません。

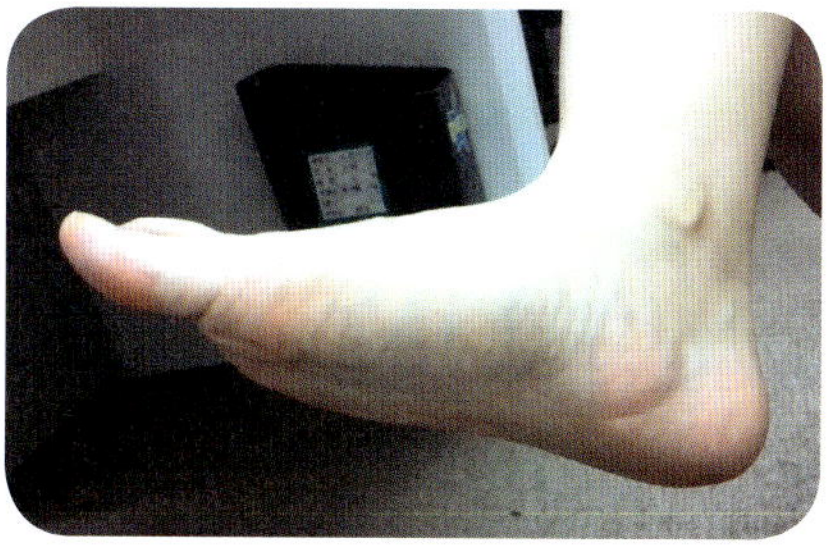

扁平足

足の裏の力が弱って体重に押しつぶされると、土踏まずのない扁平足になります。疲れやすい足になり、ひざ痛、腰痛にもなります。

足の裏
チェック
2

足の指を使ってペンを拾ってみよう

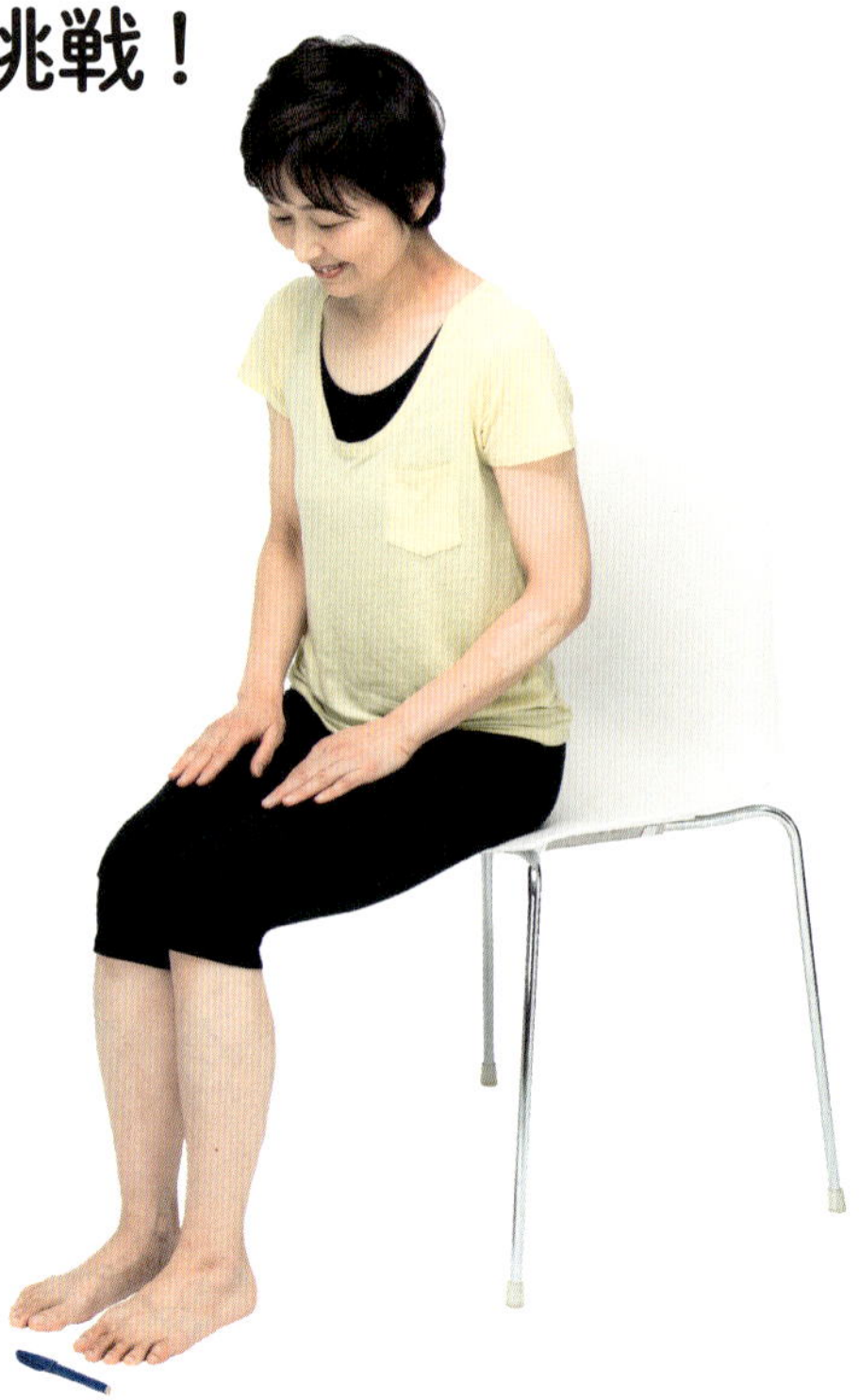

直径1cmくらいのペンで挑戦！

指の筋肉の強さと動きの自由度が一目瞭然です

ちょっとお行儀が悪いですが、座って足の指でペンを拾ってみましょう。これで足の指がどれだけ自由に使えるかがわかります。

ボールペンやサインペンなどを床に置いてイスに座ります。

足の指でペンを握って拾い上げ、5つ数えてください。できましたか？　これができたら足の指の感覚がはっきりしていて、ふだんから足の指を使って立ったり歩いたりができています。

できなかった人は、もう少し太いペンで再挑戦してみてください。

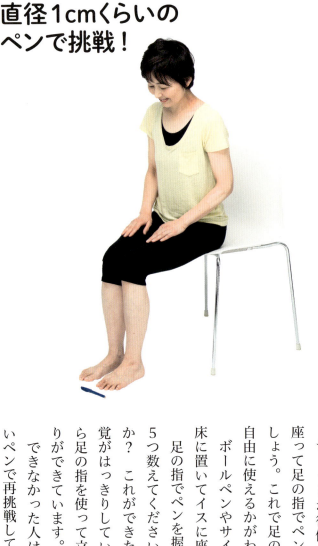

足指で握って
5つ
数えてみよう!

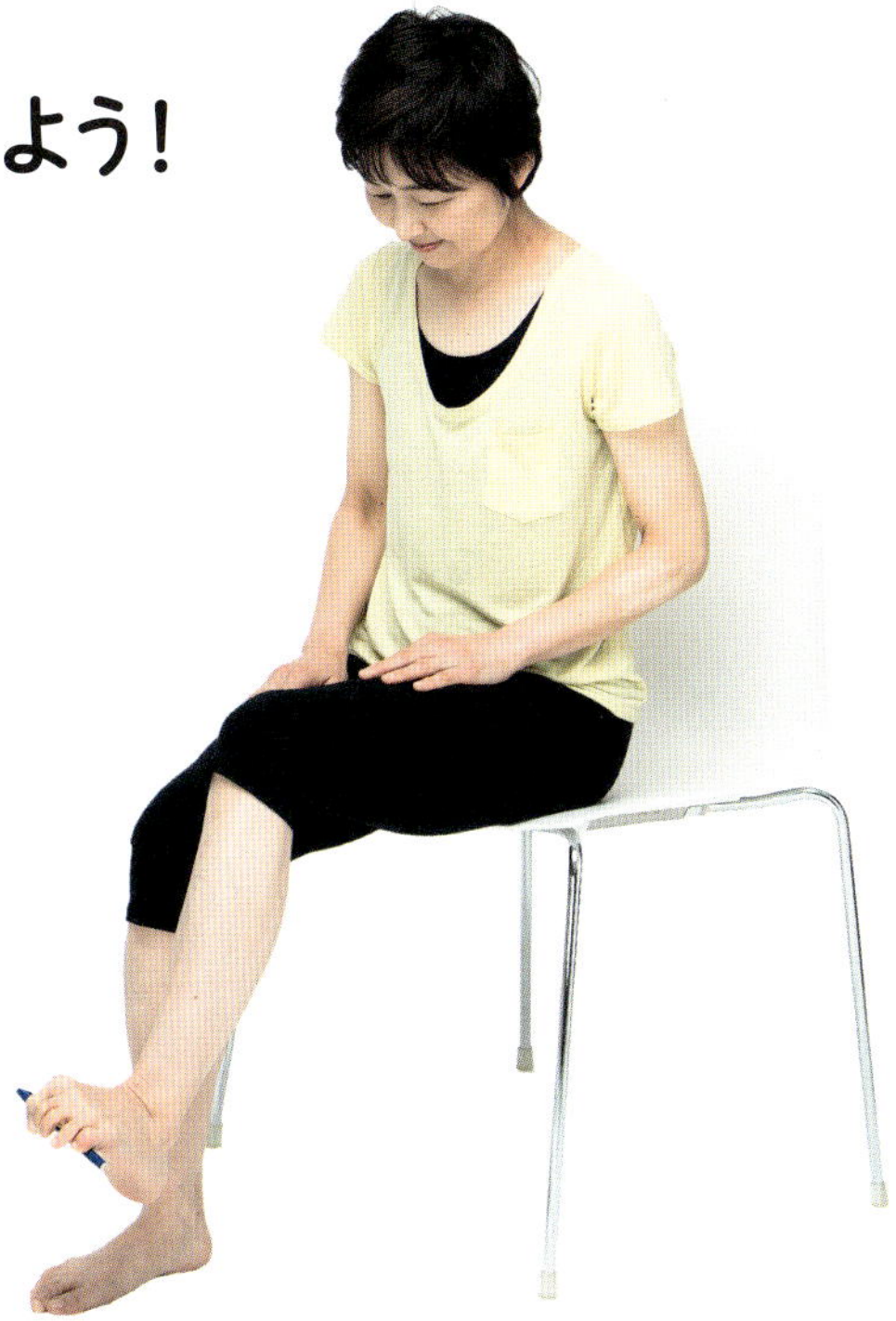

足の指を握る感覚がなんとなくわかってきますよ。
拾えない場合は、足の指を使わずに歩いていて、指を使えていないせいで歩幅が小さくなっているかもしれません。すぐ落としてしまうなら、足の指に多少の力はありますが、大きな歩幅で歩くのは難しいかも。拾おうとすると足がつるのは、指が運動不足になっています。できるだけ歩くようにしたり、座っているときに足の指を動かすクセをつけるといいですよ。
かんたんに足の指で握れて、もっと挑戦したくなったら、親指と人差し指でペンをはさんで拾い上げてみてください。また違う指の動きが必要ですよ。

やってよかった!

「きくち体操」体験者の声

体のしくみがわかって、意識を向けて動かしたら、効果に雲泥の差が!

橋本喜代さん(68歳)

30歳頃にぎっくり腰になってから、何度も再発していました。自分でもどうにかしたいと、腹筋や水泳、スポーツクラブ通いなど、いろいろとやりましたが、正しいやり方がわからず、やりすぎてしまってダメになるというパターンでした。

「きくち体操」を知ったのは、区主催の講演会で。菊池先生のお話を聞き、実際に体を動かしました。

たとえば「足首まわし」は手でまわすのではなく足首を意識し、足首の力でまわすという先生の説明を聞いて初めて合点がいき、大いに納得しました。

ただ回数や強度を目標としてする運動と、体のしくみをわかって意識を向けて動かすのは雲泥の差があります。最初は足の指も親指から小指までがくっついていましたが、一生懸命握ってさわるうちに変わっていきました

し、脚の内側に力を入れるなどまったくできませんでしたが、今はできます。自分の体の変化も感じ取らないといけないので、頭も使いますね。

始めて8年というもの、腰痛は起きていません。でもさぼってしまうと、元に戻ってしまう気がします。何に頼るよりも自分でやることが一番と思っています。

骨折でわかった、足の指の体への影響。歩く時につまずかなくなりました

中山由紀子さん（47歳）

私はもともと腰が悪く、ぎっくり腰などをくり返して病院に通ったり、薬を飲んだりしていました。歩く時にすぐつまずいてしまうのも悩みでした。

そこで以前から知っていた「きくち体操」を体験したところ、もう目からウロコでした。足の指と手の指の握手の痛いこと！　足と腰のつながりはわかっていても、足の指もつながっていたとは。それをわかって体を動かすのは大違いです。

入会してようやく体が動くようになったころ、仕事で右足の人差し指を骨折。1か月半教室を休んだら、折れた指に力がまったく入らなくなってしまいました。どんなに力を入れようとしても、自分の思いがつながらなくて動かないのです。その指をかばうと、また腰が痛くなり……指1本でも体に影響が出ることを実感し、より熱心に動かすようになりました。

今は腰痛再発の心配はほとんどありません。足元もつまずかなくなり、歩き方も変わりました。上半身から出るように歩いていたのが、足が先に出るようになりました。困ることは、足がしっかりして幅が広くなったので、今までの靴が入らなくなったことくらいです。

やってよかった!

「きくち体操」体験者の声

半年間、1㎝しかのびなかった足の爪が急にのびはじめた!

中川智子さん(41歳)

私は、歩くのが大好きで健脚が自慢でした。自宅から6㎞離れた新宿のデパートまで歩いていき、そのあとショッピングしても平気。体は頑丈で、悪いところはないと思っていました。

それは2年前の大晦日の夜、床暖房の上で、はだしでくつろぎながら『紅白歌合戦』を見ていたときのこと。母親が私の足を見て「きれいなマニキュアの色ね」と言いました。「きれいでしょ」と答えながら、これ、いつ塗ったんだっけ?とハッとしました。

それは、その年の夏に塗ったマニキュアでした。なんと半年近く足の爪が1㎝ぐらいしかのびていなかったことに、このときはじめて気がついたのです。そこで、それまで適当にしかやってこなかった「きくち体操」の足首まわしと、縮こまり固まっていた足の指を1本1本しっかりのばすことを真剣に始めました。それを2か月続けたところ、いきなり爪がのびはじめたのです!

足も冷えなくなり、体の変化に驚くと同時に、歩けるからと足をなおざりにしてきたのを痛感。自分の体を大切にしたいと思うきっかけになりました。

運動で痛め、手術で落ちた脚力が回復！頻尿も改善してきています

川本輝一さん（76歳）

私は、テニスが原因でひざを痛め、10年以上も病院や接骨院、薬などあらゆることを試してきました。そのうえ2015年にはヘルニアが悪化して腰の手術を受け、ひざの痛みと足腰の衰えを抱えていました。

「きくち体操」との出会いは、友人がくれた「きくち体操」のDVD付きの本でした。DVDを見ながら独習で2年近くやっていたら、いつの間にかひざの痛みが無くなっていました。次のきっかけは、脚が少しよくなったので、昨年秋に出かけた海外旅行でご一緒した、10年以上も「きくち体操」の教室に通っている方との出会いでした。ひざのこともあり「実物の先生に会ってみたい」と思い、軽い気持ちで体験クラスに参加して、そのまま教室に通うようになりました。

教室に通い始めてまだ半年ですが、10分歩くと疲れてしまっていた脚力がずいぶん回復。前立腺治療の影響による頻尿も、腹筋が育っているためか、だいぶよくなりました。

ひざ、続いて脚力、頻尿と3つもご利益をいただき、先生と時間と空間（通える距離）を共有できるラッキーを実感しています。

コラム

ぴしっと まっすぐ立てていますか?

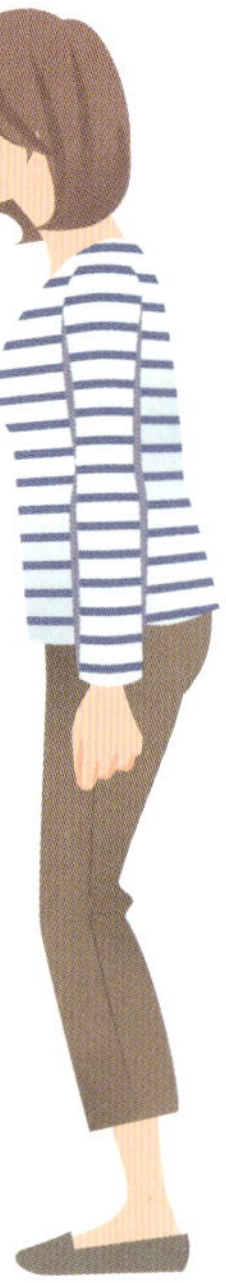

無意識で立っているとき

ひざが曲がっていると体のバランスが悪くなります。ひざが少し曲がるだけで腰に体重がかかって、痛みの原因にもなります。

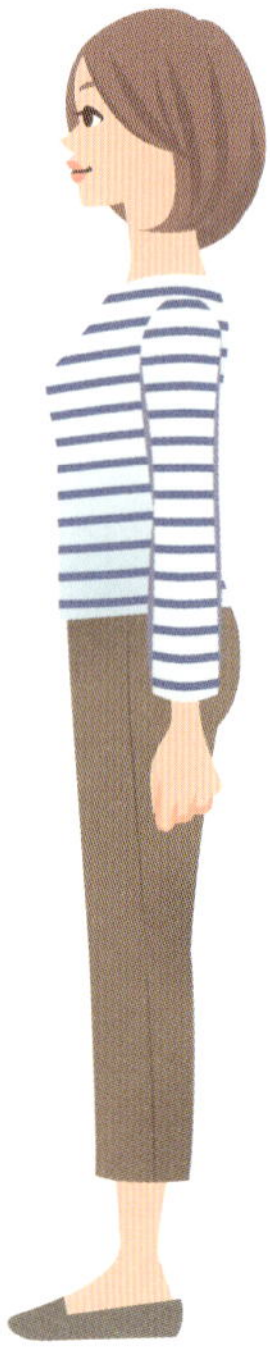

意識して立っているとき

ひざをのばすには、ももに力を入れてぎゅっとうしろに押しつけるようにするのがポイント。腰やひざに負担がかかりにくくなります。

その場でいつものように立ってみてください。足の裏や指に体重がのっている感じがわかりますか?

もしわからなかったら、ひざが曲がっているのかもしれません。

ひざをももの力でうしろにぎゅっと押しつけるようにして、のばしてください。そうするとひざだけでなく、上半身が起きて、足の裏の感覚がはっきりします。次に肩甲骨を下げて、お腹を引いてみてください。先ほどよりも足の裏の感覚がよくわかるはずです。

ぴしっと立つというのは、ひざも背すじもしっかりとのびて、足の指、裏に意識が集中できているということを感じ取れている時なのです。

第1章

足の裏を刺激してみよう

足の裏を直接さわって動かすことはもちろん、
意外な動きで、足の裏を刺激できます。
脚力だけでなく、頭がはっきり、
体もすっきり、力がわいてきますよ。

自分の足の裏を見たことがありますか？さわったことがありますか？

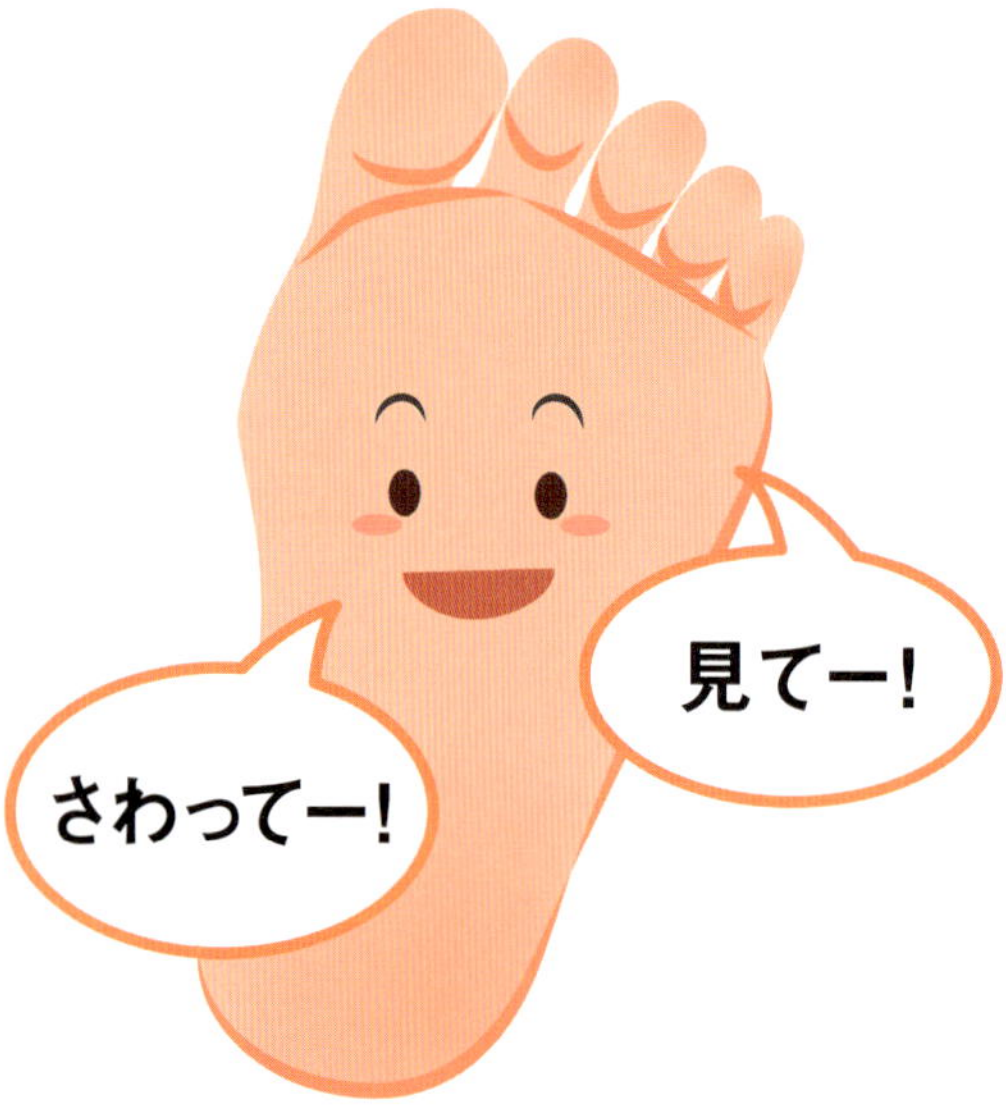

足の裏の状態を知り、鈍っている感覚をはっきりさせよう

足の裏は本当に働き者です。寝ているとき以外は必ず足の裏を使っていますから。歩く時はもちろんのこと、座っている時も、歯を磨いたり、料理をしたりと日常の動作のなかで文句も言わずにあなたの体重を支えています。わざわざ散歩に出かけな

くても洗たくものを干したり、お掃除したりするときにちょっと移動するのだって足の裏を使えなければ一歩も動くことすらできません。このように、生活をしていくための動作すべてが足の裏を使うことで成り立っていることを、ふだんは考えることもなく暮らしています。

こんなに大事な足の裏ですが、ほったらかしにしている人がなんと多いことか。顔は鏡でしょっちゅう見てお手入れを欠かしませんよね。出かける用事がなくたってきれいにしているでしょう？　しょっちゅう使っている手だって、カサカサしているのに気がついたらハンドクリームを塗りますよね？

足の裏はどうですか？　見たことはある？　さわったことはある？　改めて考えると何十年も自分の足の裏をちゃんと見たことがないとか、かかとが鏡餅のようにひび割れていたなんてことはありませんか？

そんな足の方はまず、自分の足の裏をしっかり見たりさわったりしてみましょう。さわられている足の裏がはっきりしないようなら、足の指、足の裏がこれまでしっかりと使えていなかったということです。

まずその感覚をはっきりさせることが必要です。

足の裏の感覚がはっきりしてくることが、一生歩ける足になる第一歩です。

まずはコレ!

1 足の裏を見る

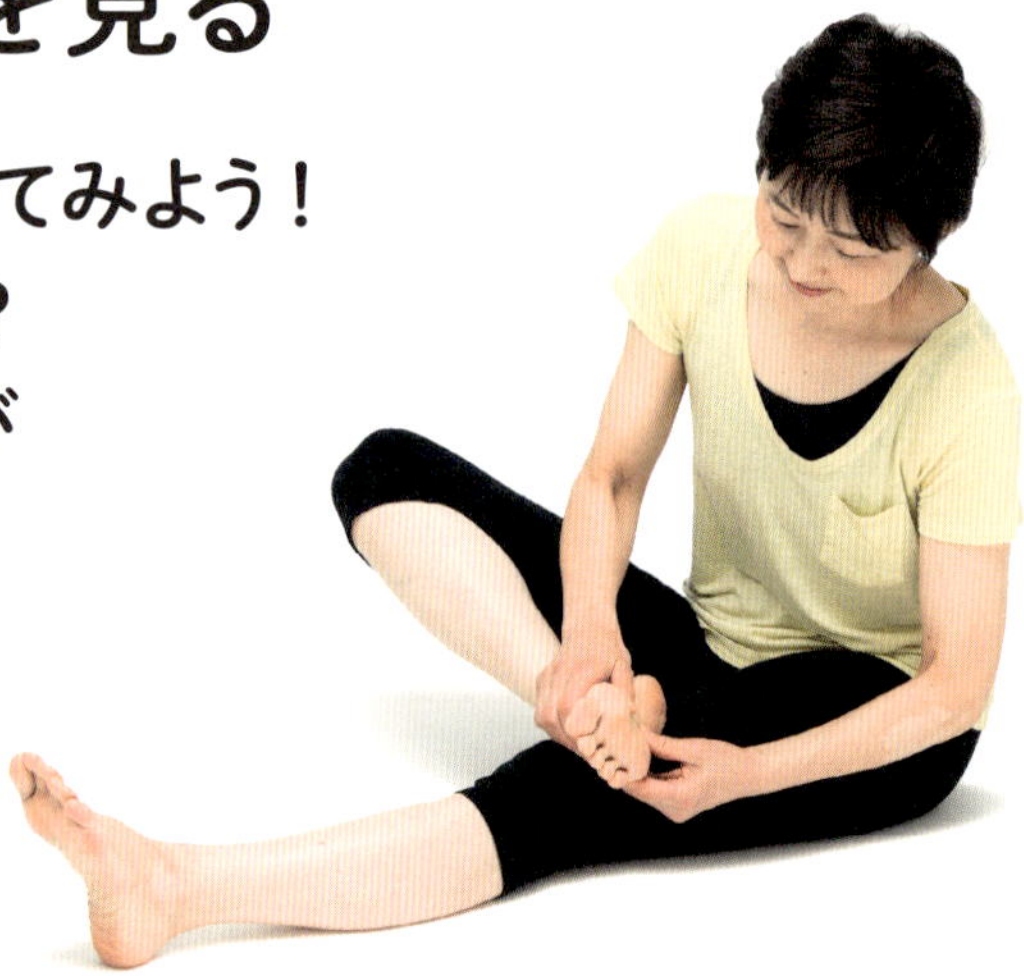

見ながらチェックしてみよう！

- □ 土踏まずはある?
- □ タコやウオノメができていない?
- □ 皮膚がかさかさしていない?

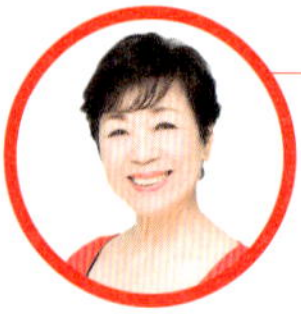

菊池和子のワンポイント!

こんなに小さい面積で、どんな時も
今日まであなたを支えて歩いてきたのよ

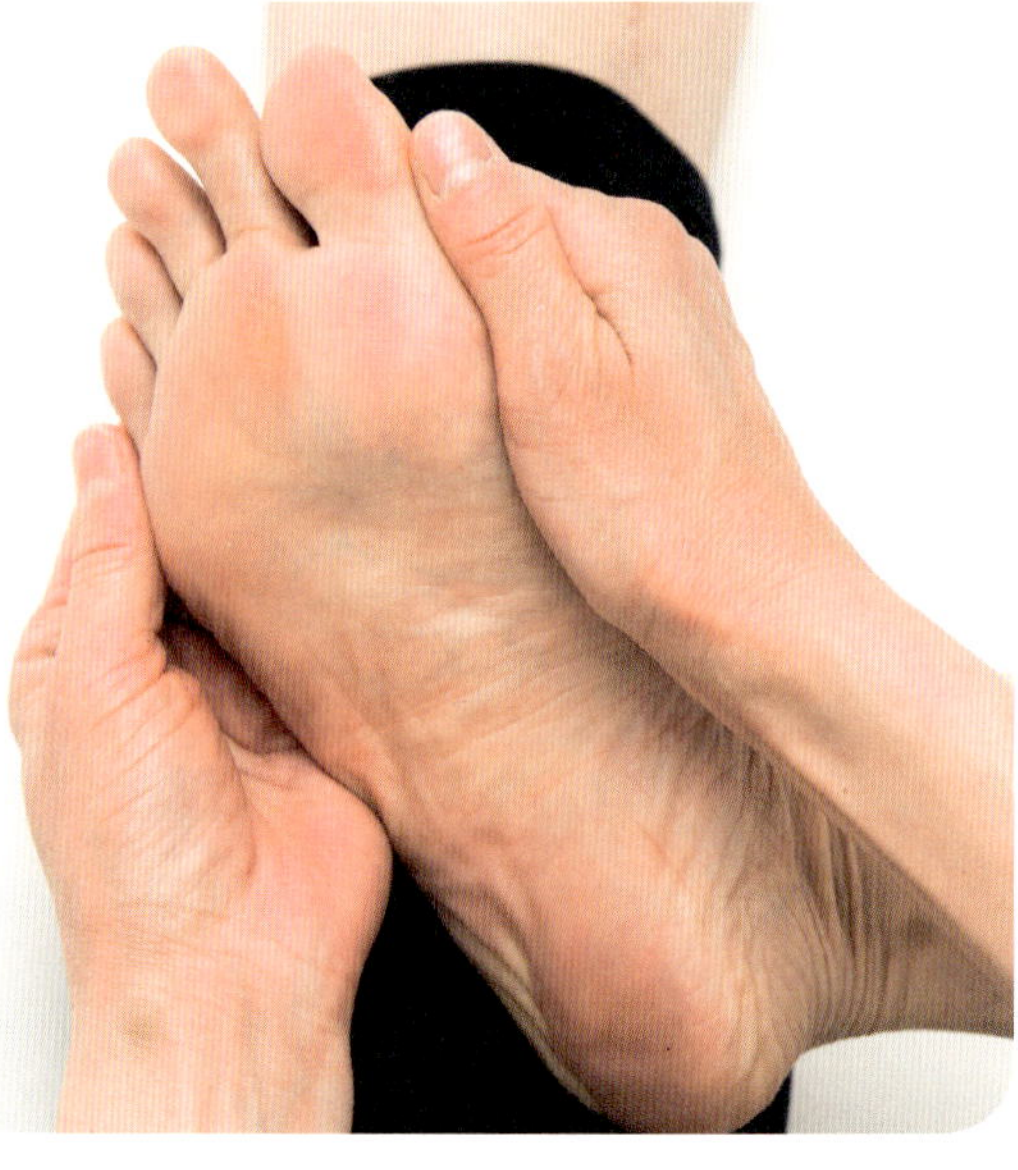

2 足をさわる

さわりながらチェックしてみよう！

- □ 冷たくなっていない？
- □ 小指の爪はちゃんとある？
- □ 指が縮こまっていない？
- □ 指がしおれていない？

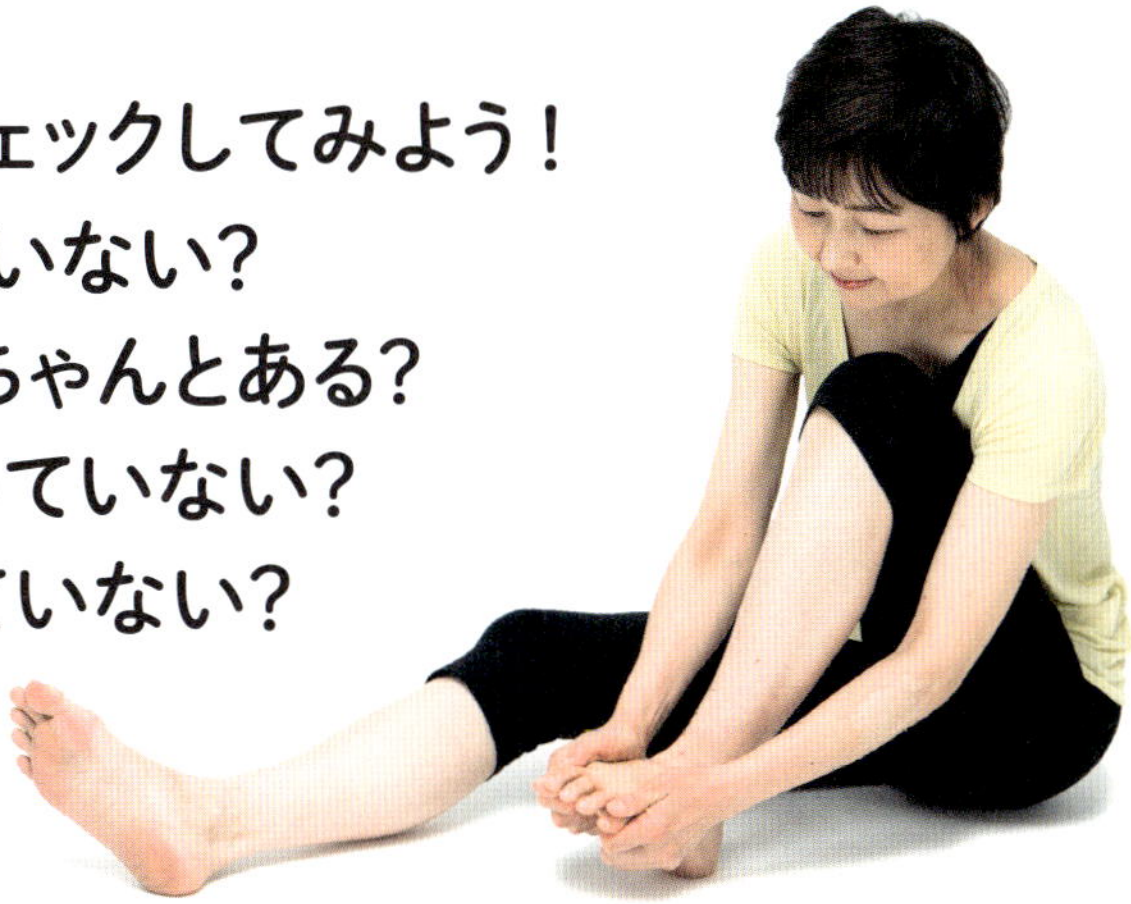

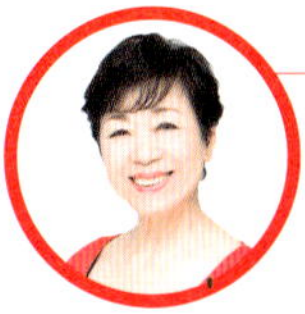

菊池和子のワンポイント！

しっかりした厚みはあるか、指は1本1本まっすぐにのびているか、さわって確認してね

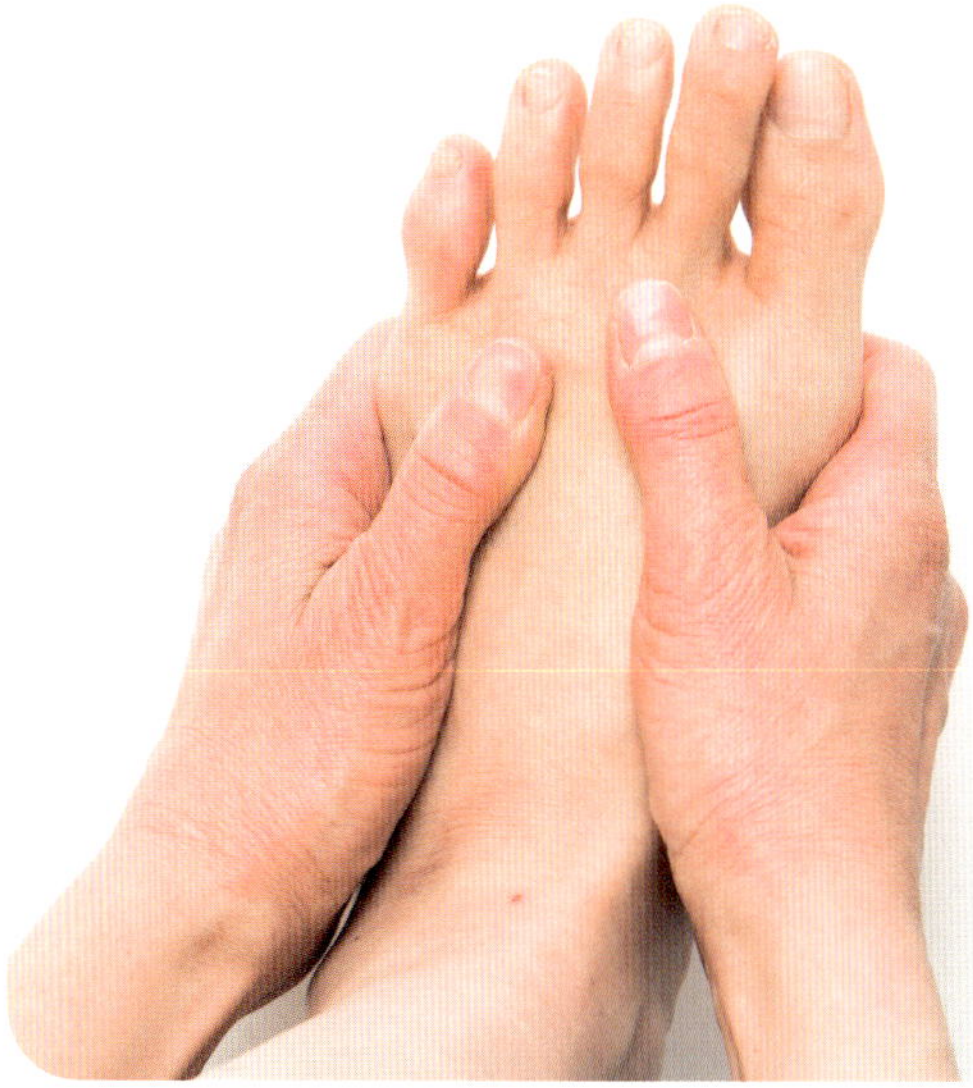

3 足の裏の感覚を目覚めさせる

しっかり見ながらやってみよう！

□ 足の裏の感覚がはっきりわかる?
□ 足の指の感覚もわかる?
□ 指と足の裏、自由に動かせる?

順に刺激してみよう！

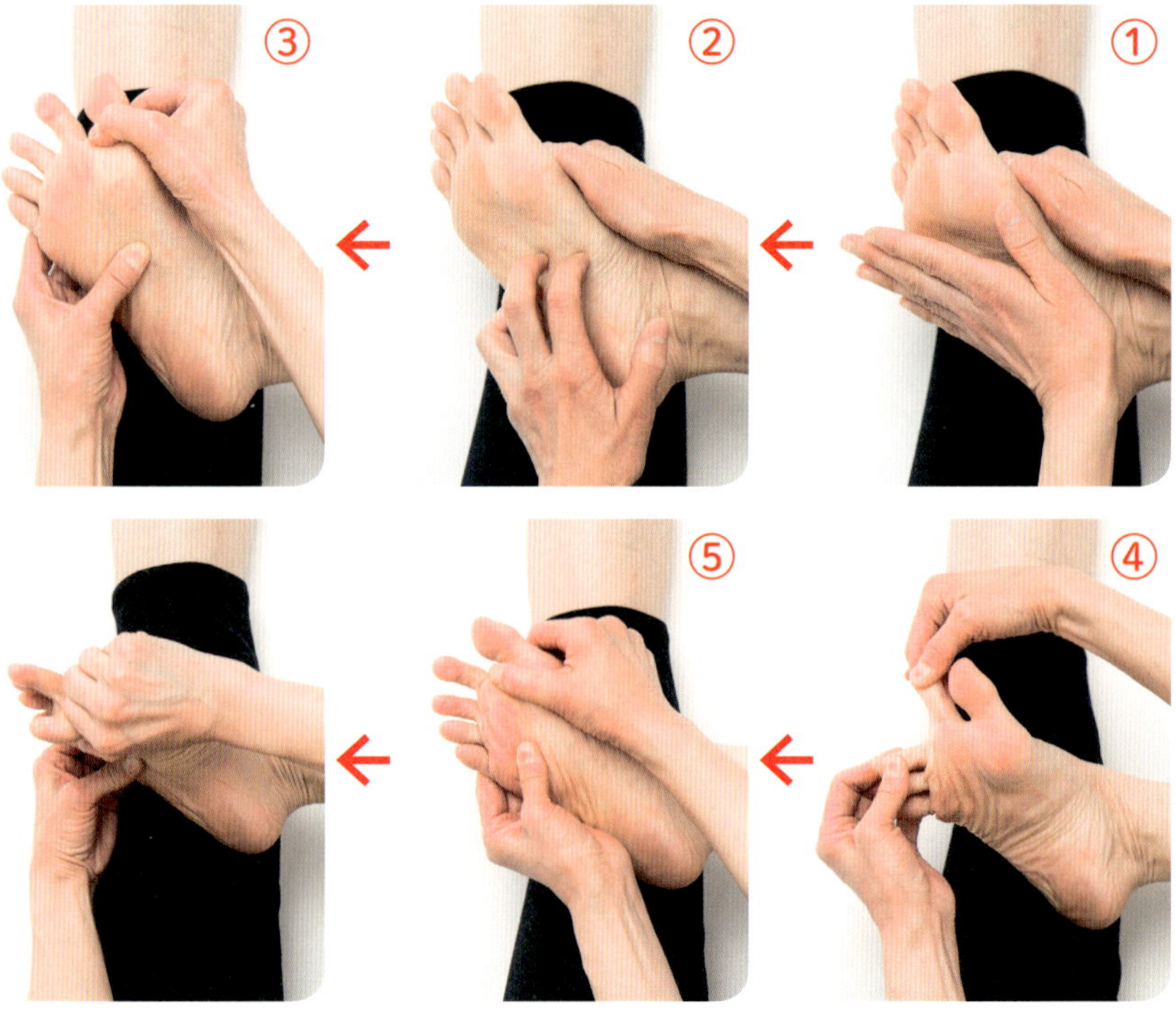

①手でたたく

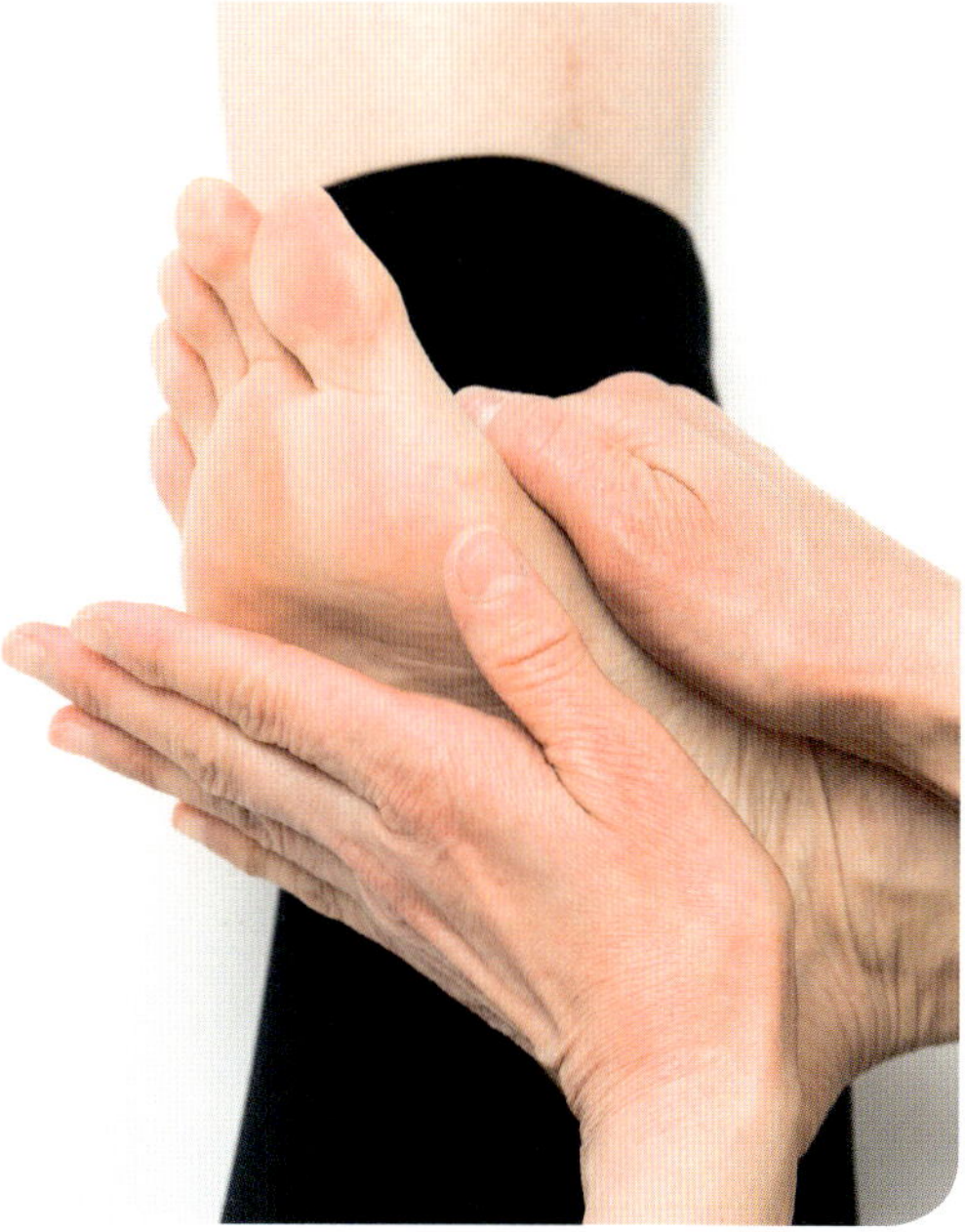

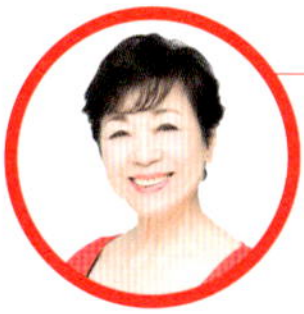

菊池和子のワンポイント!

その感覚で体重を支えて歩くんですよ

足の裏を見たり、さわったりしたあとは、感覚を目覚めさせましょう。もし鈍っているようなら、念入りにやってくださいね。

ペンペンと軽くたたいたり、手に力を込めてパンッ!パンッ!とたたいたり、自分の足の裏の感覚がはっきりするような、たたき方を見つけてください。

手のひらでたたいても何も感じないようなら、たたく力がまだまだ弱いですよ。手のひらでたたいてもダメなら、手をグーにしてパンチしてくださいね。

はっきりとした足の裏の感覚を取り戻しましょう。

②指で刺激する

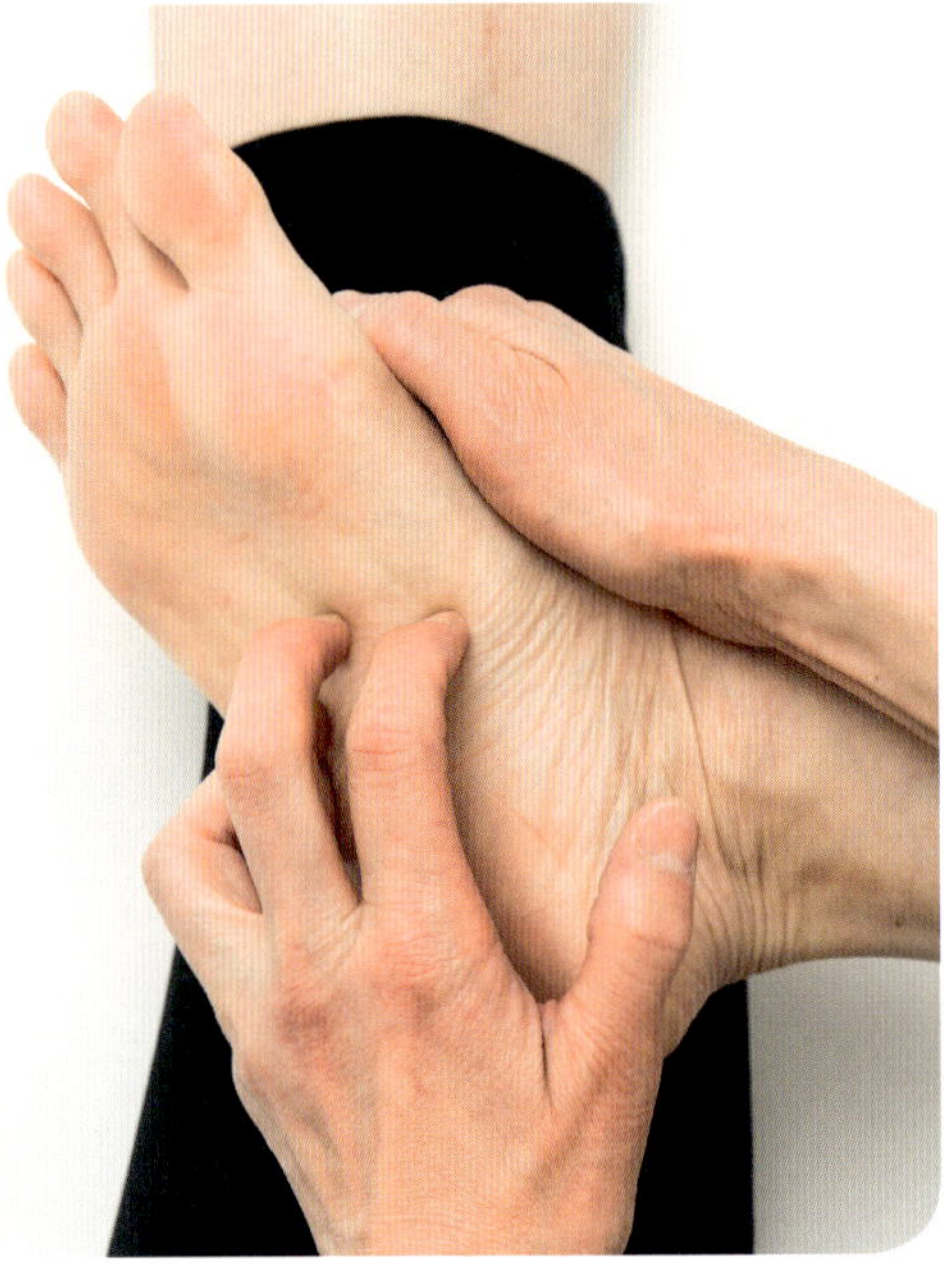

脳で、指が押している場所をはっきりと感じ取って！

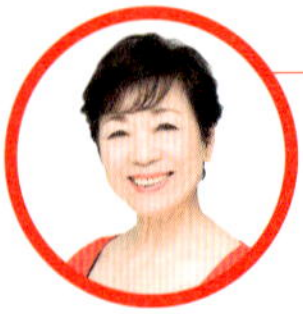

菊池和子のワンポイント！

生涯ここを使わない時はないのよ！

足の裏を手でたたいても、ぼんやりとした鈍い感覚しかなければ、指でしっかり刺激すれば、わかるかもしれません。手の指で足の裏の指のつけ根から、かかとに向かって押しながらしっかりとさわっていきます。

その時ただ、さわるのではなく、土踏まずが痛くないかどうか、ゴロゴロと違和感を感じる場所はないか、かかとが硬くなっていないかどうかなど、足の裏の状態を調べるように、少し強く押しながら刺激してください。

③ 指のつけ根からのばす

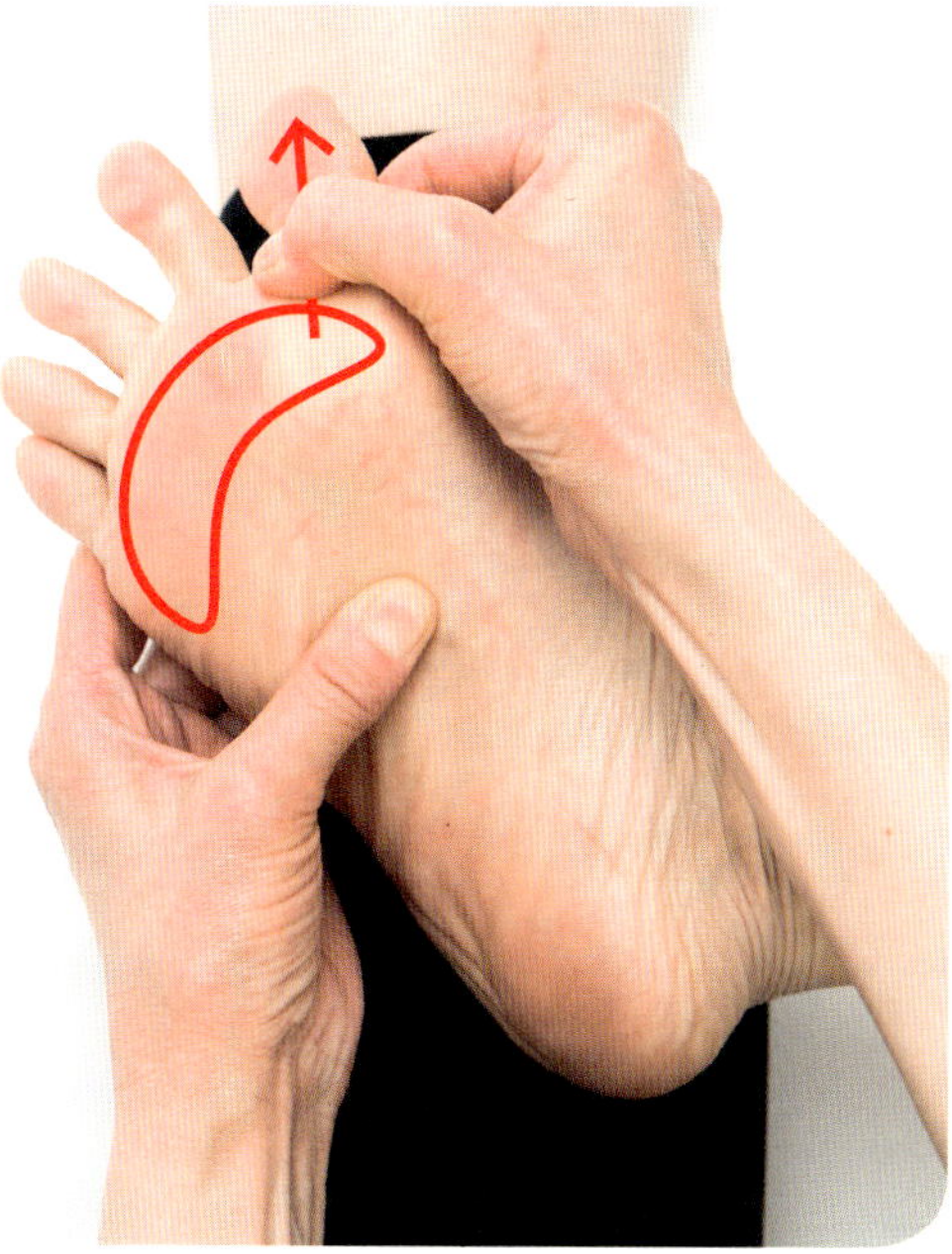

曲がった指は
まっすぐのばして！

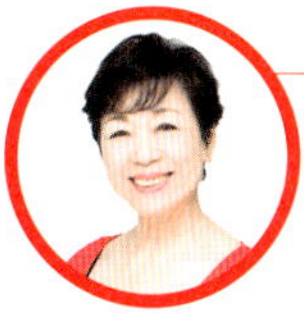

菊池和子のワンポイント！

足の指に力がないと
しっかり歩けませんよ

足の裏の感覚がはっきりしてきたら次は指の裏側です。足の指は歩く時にしっかりと地面をつかんで進みます。指の裏側に力がなくなると、すり足でちょこちょこ歩くようになってしまいます。

足の指のつけ根は指が分かれているところではありません。上の写真の印のところがつけ根です。ここから指先に向かって手の親指で、しっかりと力を込めてのばします。

それぞれの指を同じ回数ずつのばすのではなく、曲がっている指、ねじれている指はとくに念入りに。弱っているところは何度でものばします。

④指の間を思いきり開く

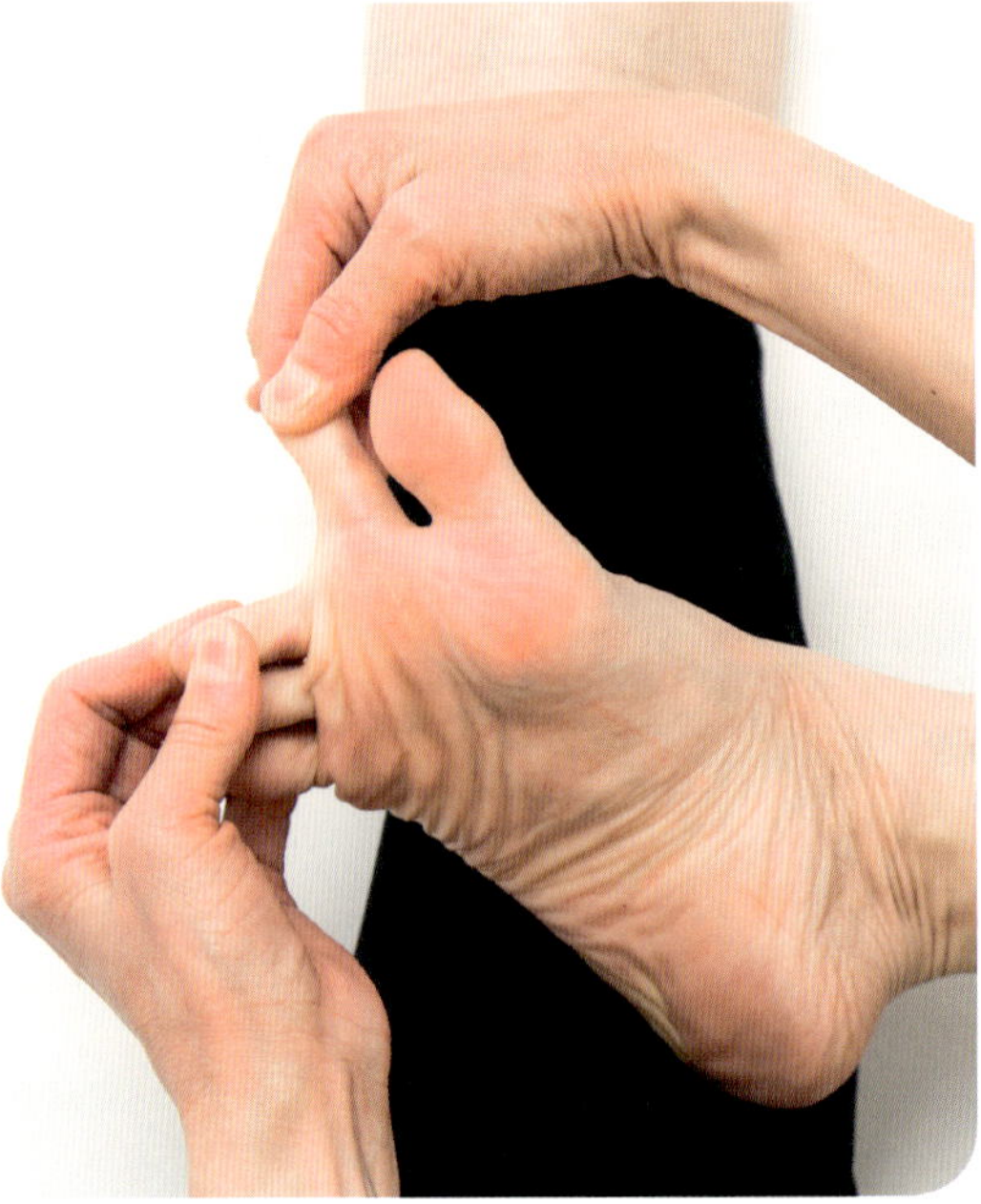

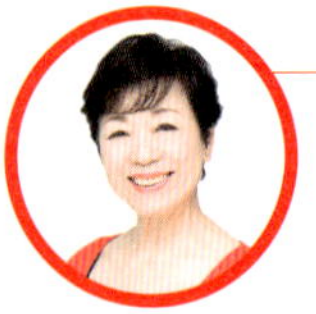

菊池和子のワンポイント！

最初は写真のように
開かなくても、
毎日続けてね

地面をしっかりととらえる足の指にするには、指の感覚をはっきりとさせることが大事！

指を左右と前後に大きく動かします。できるだけ大きく開いてくださいね。指と指の間にある〝水かき〟がたくさんあって指が動きにくい人は、ふだんから指を使えていない証拠。指を動かすうちに水かきが少なくなって、大きく指を動かせるようになります。

指を動かすことに慣れていないと、使えていない皮膚は弱っているので、少し傷む場合があります。でも、くり返し動かしているうちに皮膚も元気に、丈夫になって裂けなくなりますよ。

⑤足の裏を左右にねじる

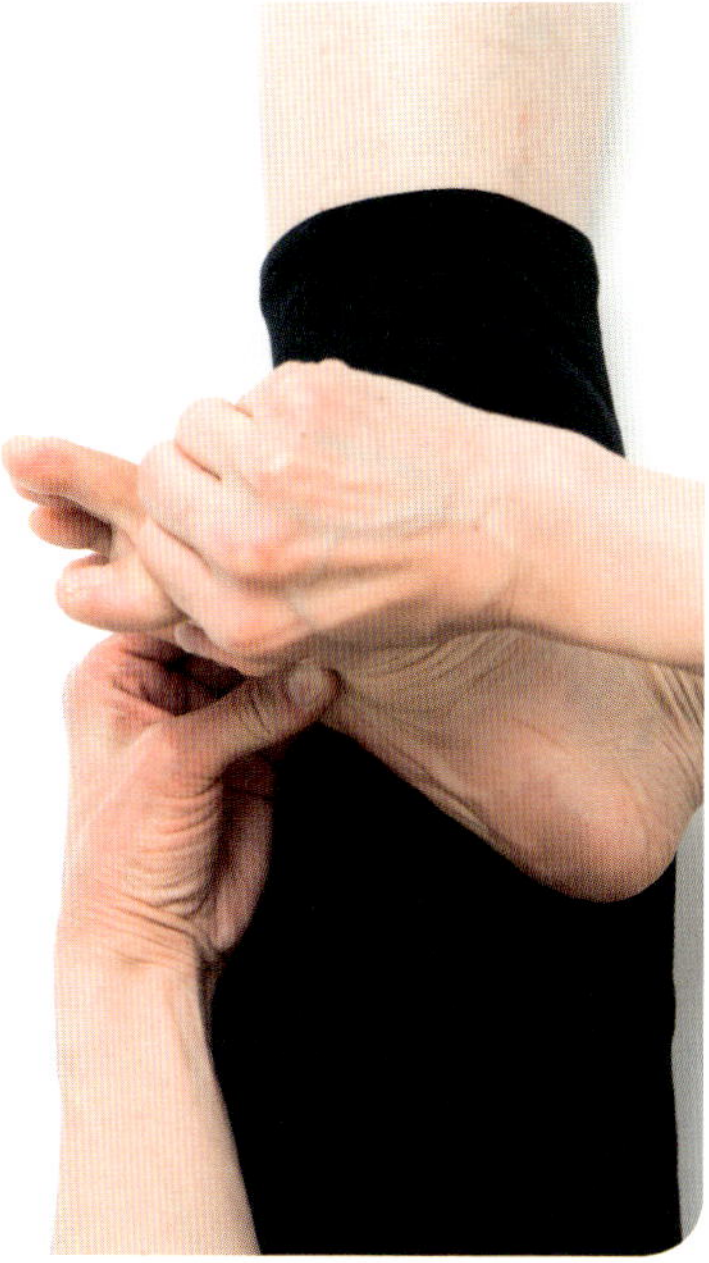

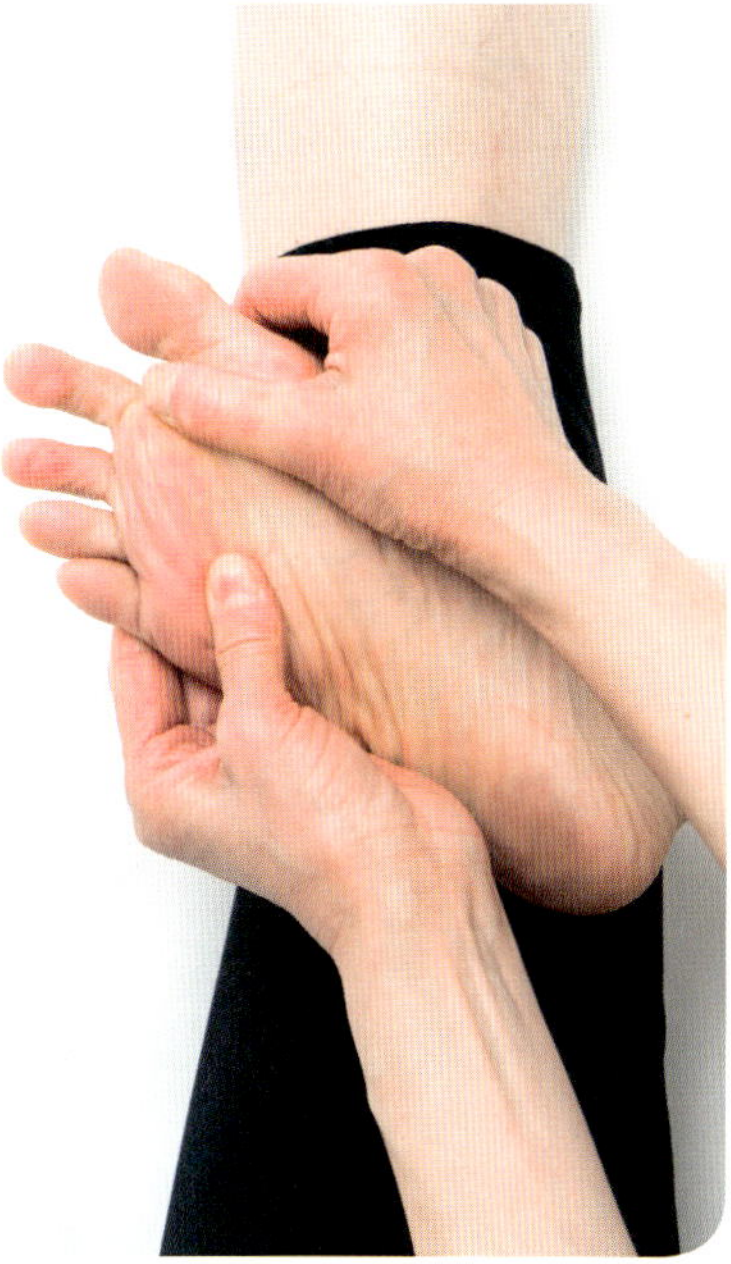

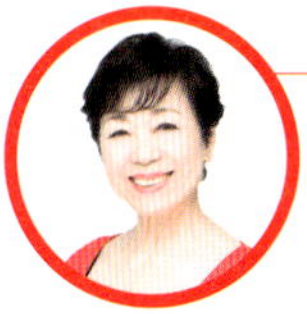

菊池和子のワンポイント！

**大きくねじって
足の裏を感じてみてね
朝やるといいわよ！**

最後に足の裏を両手でねじって、足の裏をしっかり動かして、感覚をはっきりさせます。親指側と小指側を手でがっちりつかんで、親指側と小指側が互い違いに行き来するように動かします。

本来、歩くときはかかとで着地して、小指に体重を移動して、親指で地面を蹴って前に進んでいます。ですから足の裏の小指側と親指側の筋肉に力をつけることが大事です。

足の裏が硬くて、ひとつにまとまってしまっていたら、しっかり歩けません。手でよくねじって、きちんと歩ける足の裏にしてください。

「どの指をさわっているか？」クイズ

やってみよう！

手の指はとても敏感ですが、足の指はどうでしょうか？
あなたの足の指がどれだけ脳とつながっているか試してください。

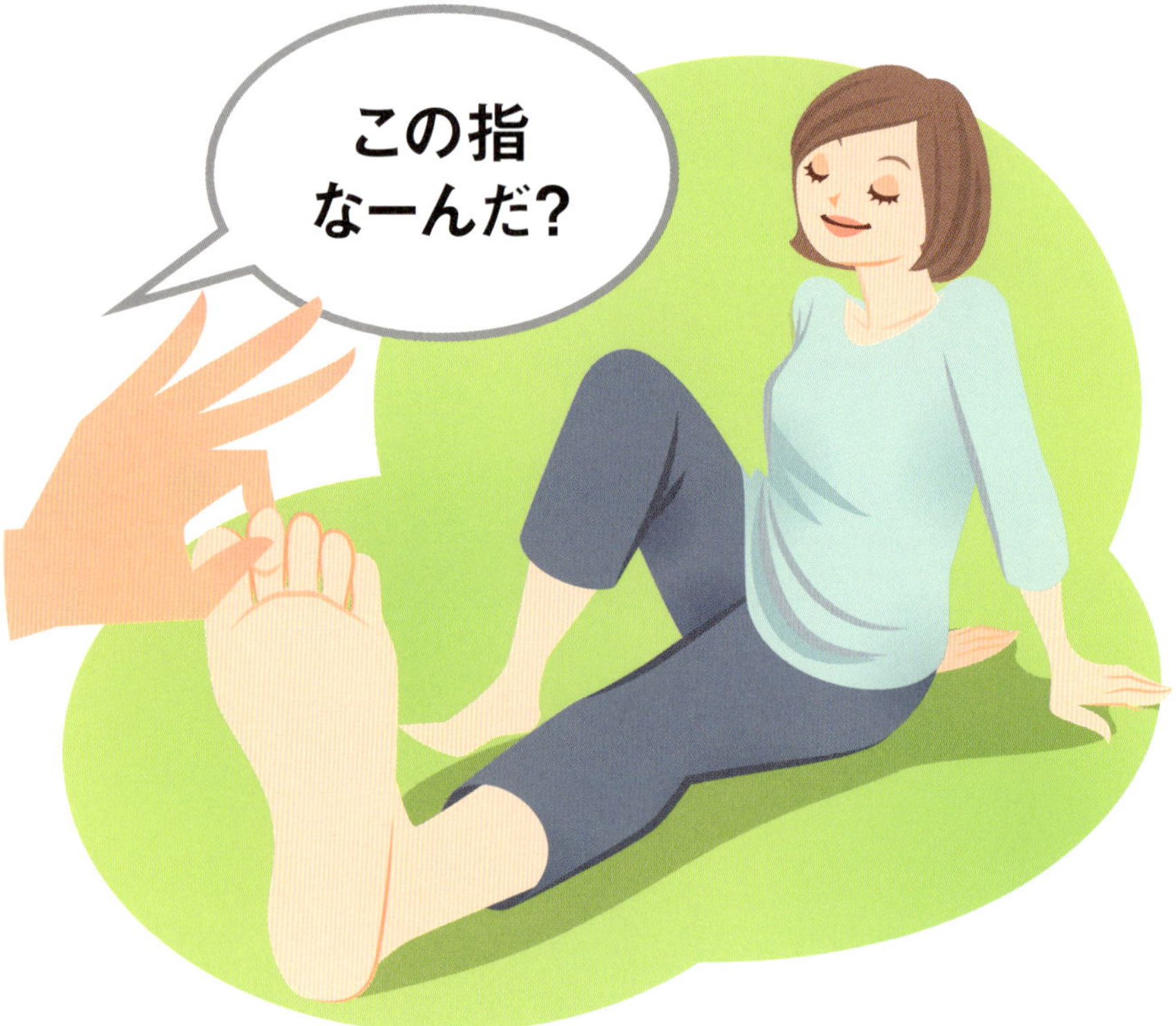

【やり方】

1 靴下を抜いで目を閉じます。

2 足の指のどれか1本を他の人にさわってもらいます。目を閉じたまま自分の手で足の指をさわってもOK。

3 目を閉じたまま、さわられているのはどの指か答えます。

4 目を開けて、正解を確認します。

正解できましたか？

目を閉じたままで、どの指をさわられているか、すぐにわかりましたか？　もしすぐにピンとこないようだったら、足の指の感覚が鈍っています。

自分の手でさわってみた時は、他の人にさわってもらった時よりはすぐわかるかもしれませんが、それでも「中指かな？　それとも薬指かな？」と、一瞬考えてしまうかもしれません。

靴下を脱いだばかりで、足の指がくっついて固まってしまっているような時や、足が冷えてしまっている時は、感覚が鈍くなって、わかりにくいかもしれません。

足の指だって自分の体なのに、さわられてもどの指かわからないとは、衝撃的ではありませんか？手の指ならば、すぐに正解かわかるはずです。足の指も、手と同じくらいにすぐにピンとくるように、足の指や裏をいつも刺激して、感覚を育てていってくださいね。

足の指や裏がさわれない時は ラップの芯や青竹で刺激しよう

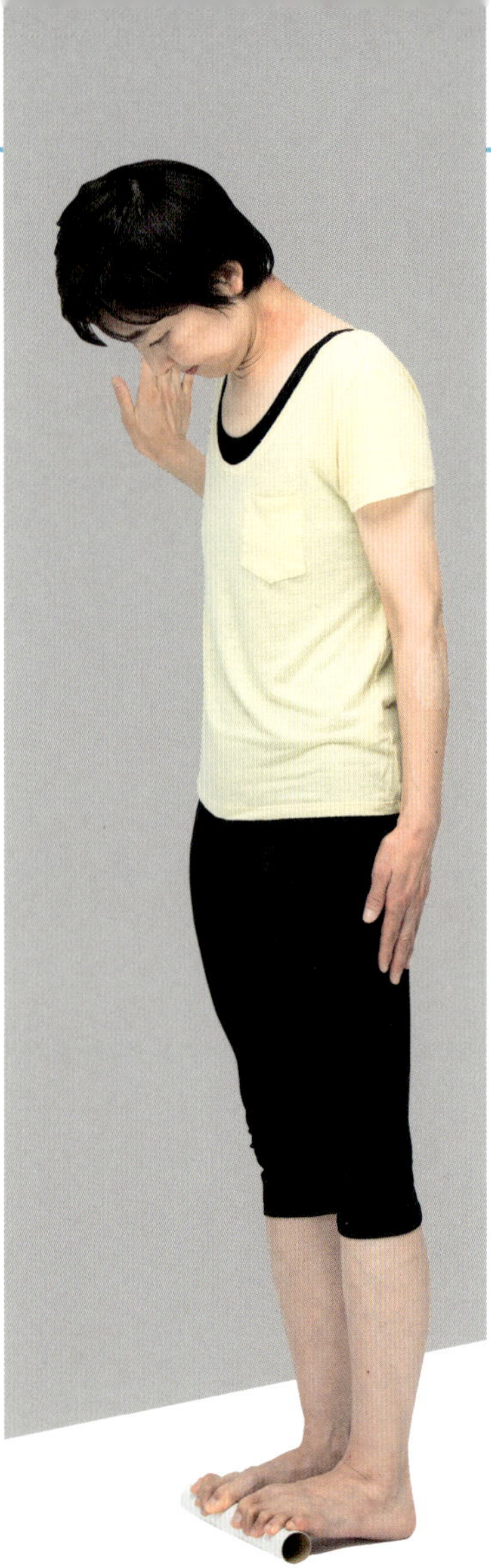

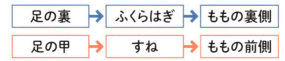

壁や台につかまって
足の指で、ラップの芯を
ぎゅっとつかむ

足の筋肉と脚の筋肉はつながっている

足の裏 →	ふくらはぎ →	ももの裏側
足の甲 →	すね →	ももの前側

足の指のつけ根をグリグリする

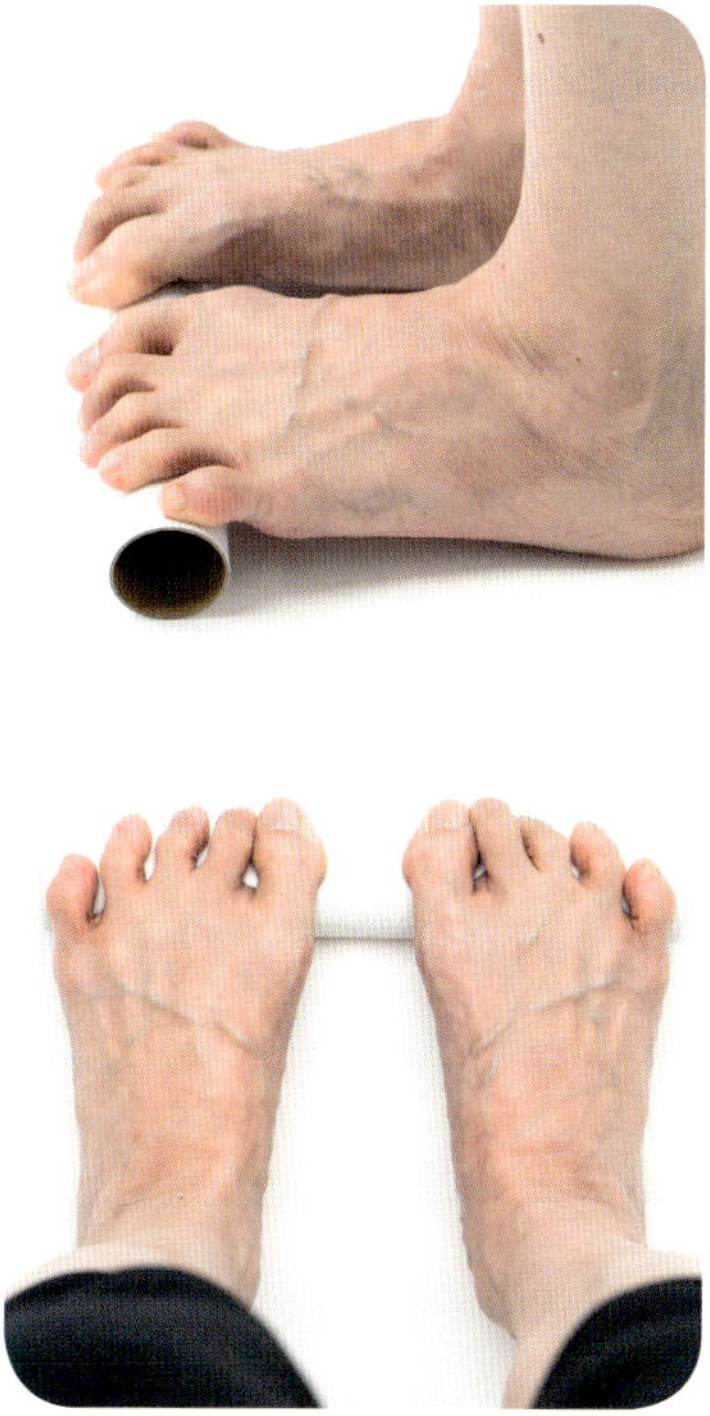

これでもOK！

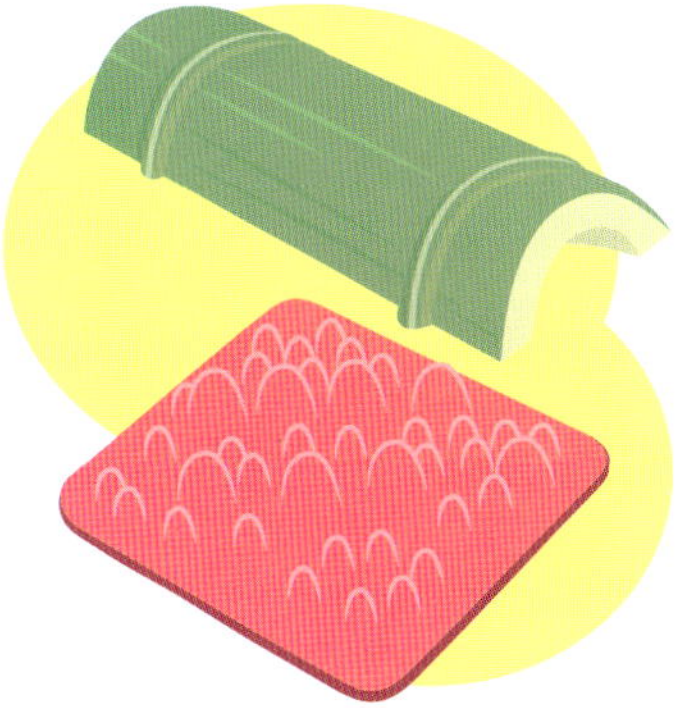

市販の青竹や
足つぼマットを使って
刺激してもOK。

身近なものを使って刺激してみよう

ひざや股関節が痛んで足の裏に手が届かないときは、ラップの芯や青竹を使って足の指や裏を刺激してもいいですよ。

転ばないように必ず壁や台などにつかまって、指でラップの芯をつかみ、指のつけ根をグリグリと刺激します。両足をのせるのが不安なときは片足ずつ刺激してください。

指を曲げて足の裏が動くとふくらはぎとももの裏側が、足の甲が動くと、すねとももの前側が連動して動き、力がつきます。

いよいよコレ！

足の裏を直接動かす

足の指に力がつけばしっかりとふんばれる足になります

足の指、足の裏をしっかりさわったら、次は直接、動かして刺激してみましょう。ここからは、足でじゃんけんをすることや、手と足でぎゅっと握り合うといった動きを紹介します。やり慣れないことをするので足がつってしまったり、お手本と同じように足の指が動かないこともあるでしょう。それでもできるだけ動かそうとすることが大事です。

続けていけば少しでも足のグーが深く握れるようになったり、足の裏の筋肉を使っていることがわかるようになっていきます。日々、足が思い通りに動くようになっていくことが大事です。

座っていても、ふとんの中でも、テレビのCM中でもいつだって足に意識を向けさえすればできますよ。歯磨きと同じように「忘れると気持ち悪い」と感じるくらい、いつでもやってくださいね。

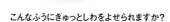

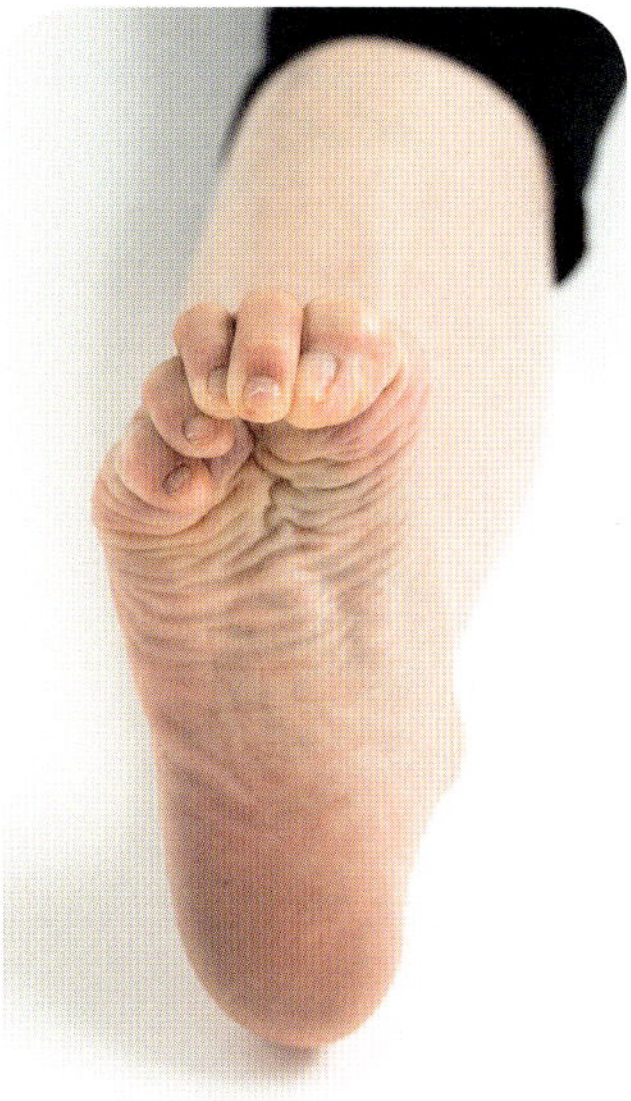
こんなふうにぎゅっとしわをよせられますか？

足首を自力でゆっくりまわす

ひとまわり８秒、ゆっくりやるのが難しい

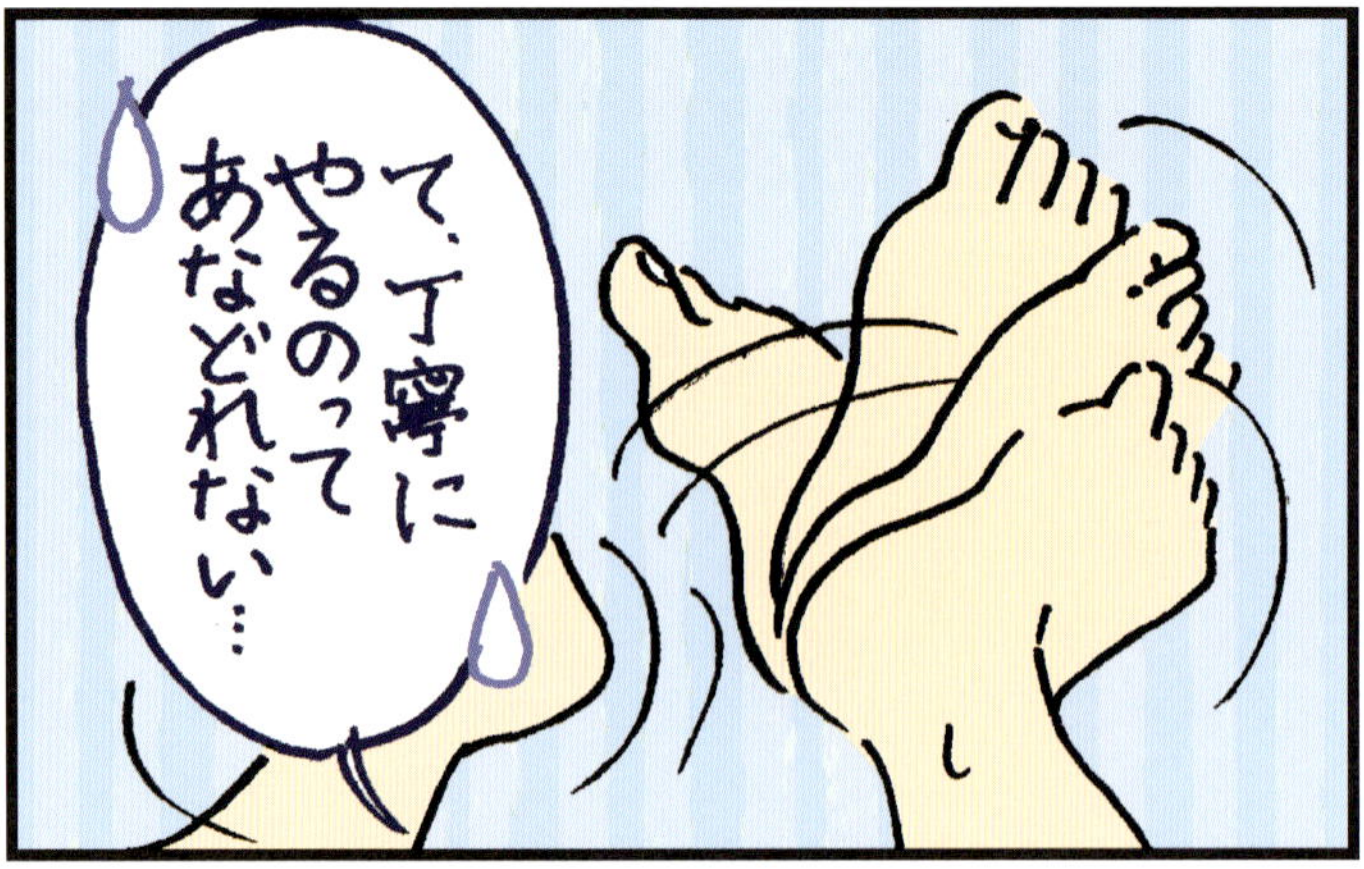

かんたんなようで、奥が深い足首まわし。速くやるほうが実は楽なのです。

足首をしなやかにすればひざや股関節の動きまでなめらかになります

足の指と裏の筋肉に力をつけて感覚をはっきりさせるために、はじめに足首をまわします。

その前にちょっと質問です。和式のトイレで用を足せますか？唐突ですけれど、要は足首をしっかりと曲げてしゃがんで、自力で立ち上がれますか？　もしできなかったら、足首と、それにつながる脚の筋肉が弱っているということですよ。そこが弱ると、しっかりとした足取りで歩くことができなくなってしまいます。

その大事な足首の筋肉に力をつけるのが「足首を自力でゆっくりまわす」です。

まわす速度は1回転に8秒くらいかけるつもりでゆっくりとまわすことでしなやかな筋肉になります。つま先で大きな円を描くようにまわすのが目標ですが、はじめはカクカクまわしたっていいんですよ。

ひざをのばしてお尻から足首までの筋肉を使いながら足首をまわすと、脚の筋肉に力がつきます。このとき、股関節、腰、背骨も一緒に動いています。もしひざや股関節を痛めている人は、様子をみて加減をしながら行ってください。

1

左右の足首を内向きにまわす

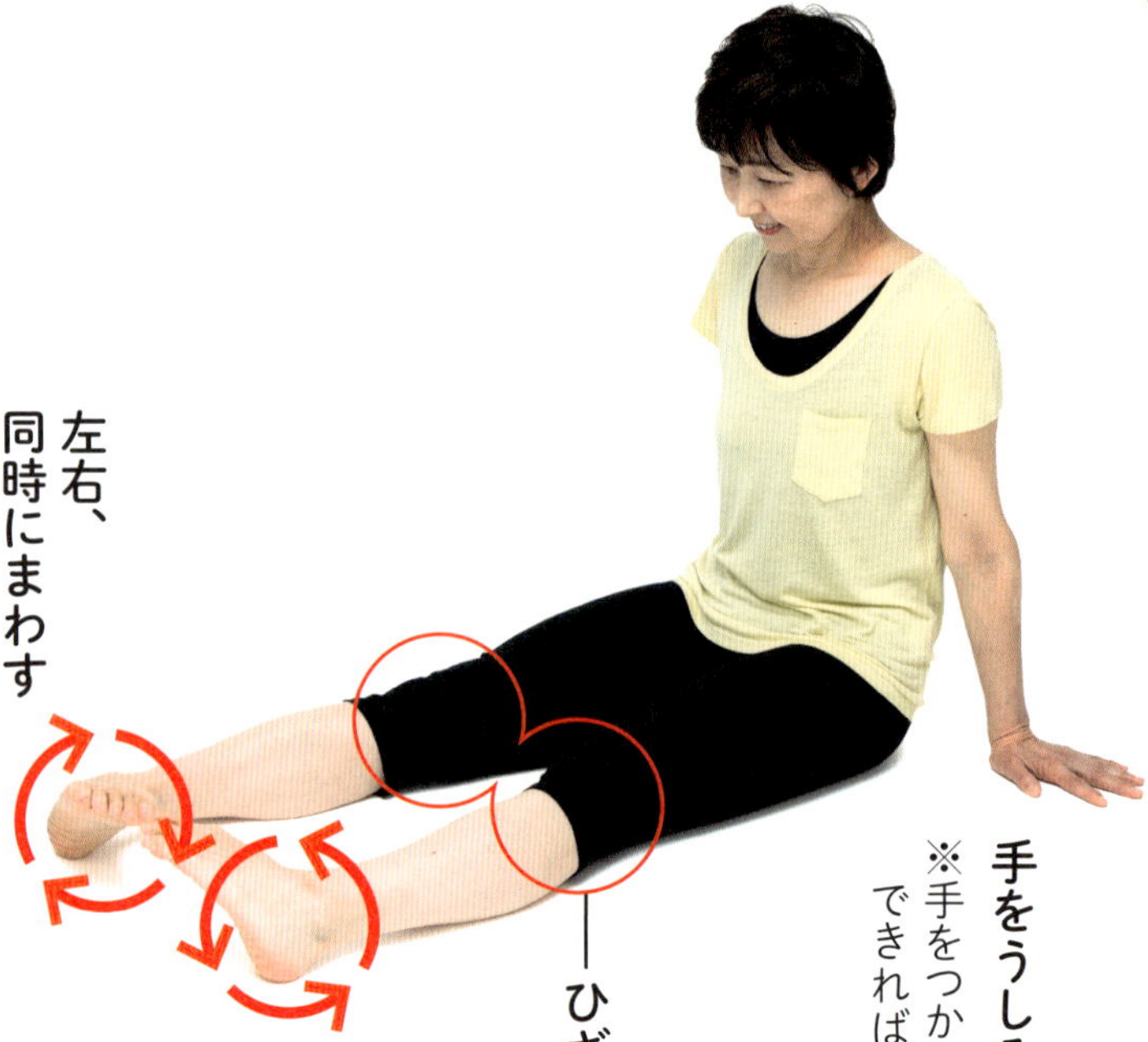
手をうしろにつく
※手をつかないでできればベストです。
ひざをのばす
左右、同時にまわす

つま先で円を描くように足首をまわす

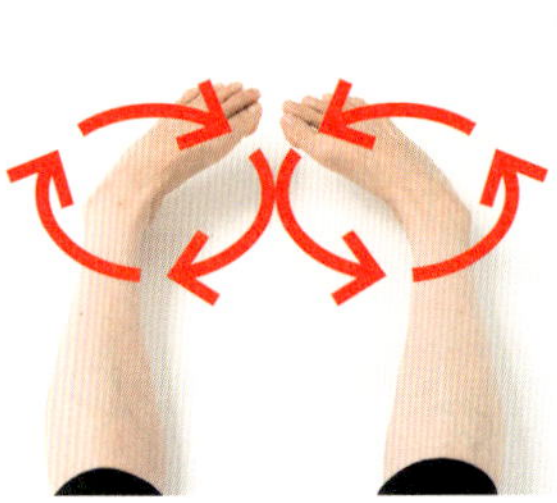

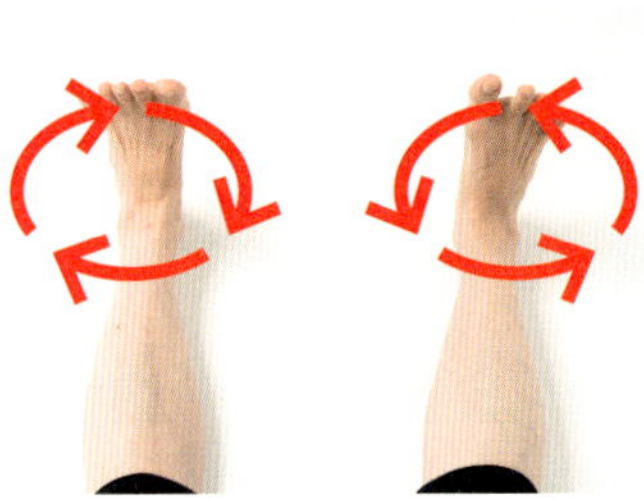

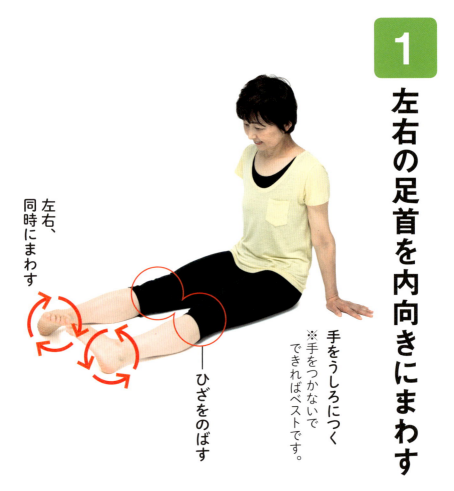

2 左右の足首を外向きにまわす

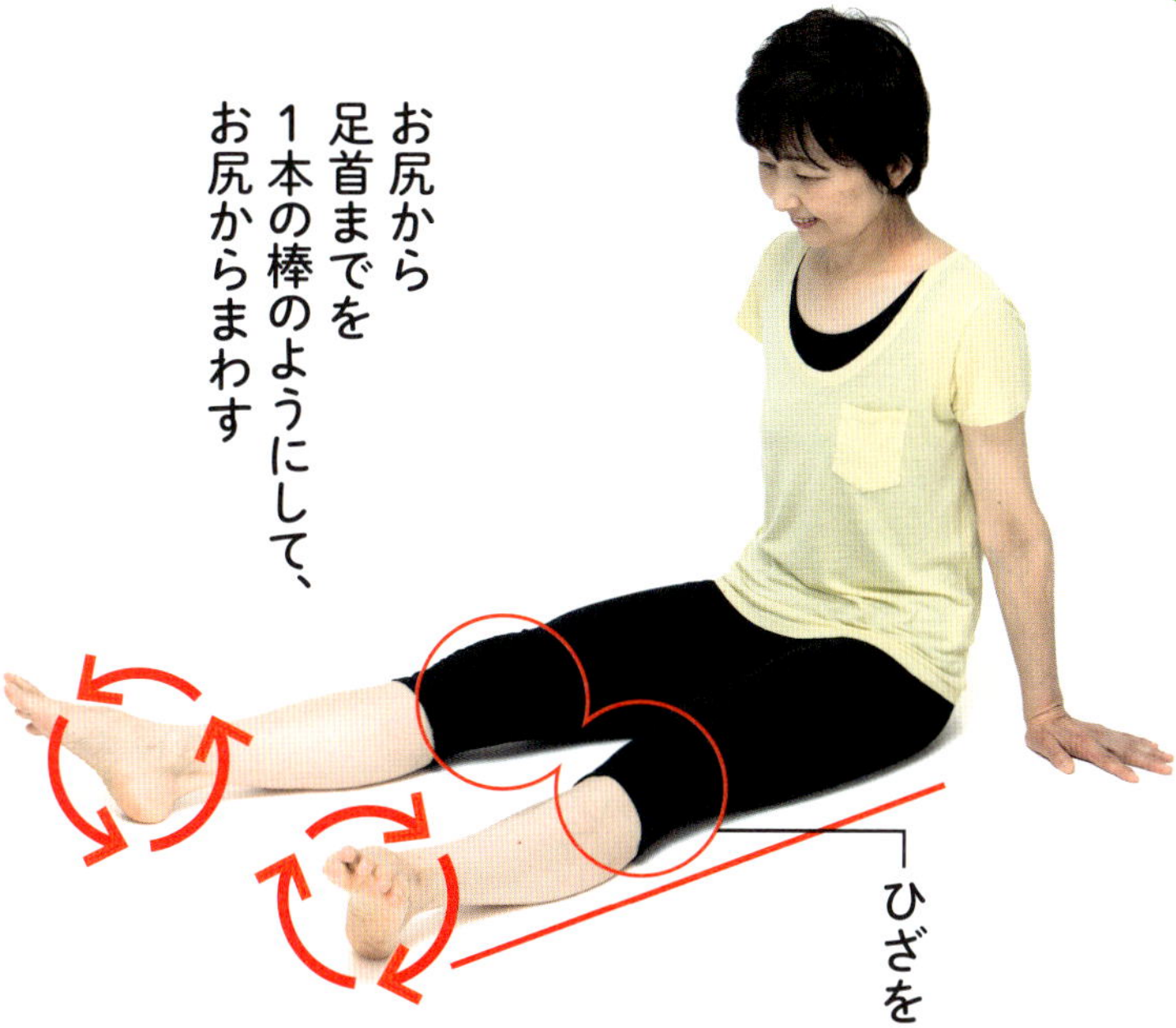
お尻から
足首までを
1本の棒のようにして、
お尻からまわす
ひざをのばす

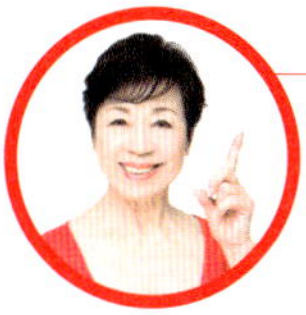

菊池和子のワンポイント!

どの角度もめいっぱい
まわしながら
8秒くらいかけて、
1回転させてください

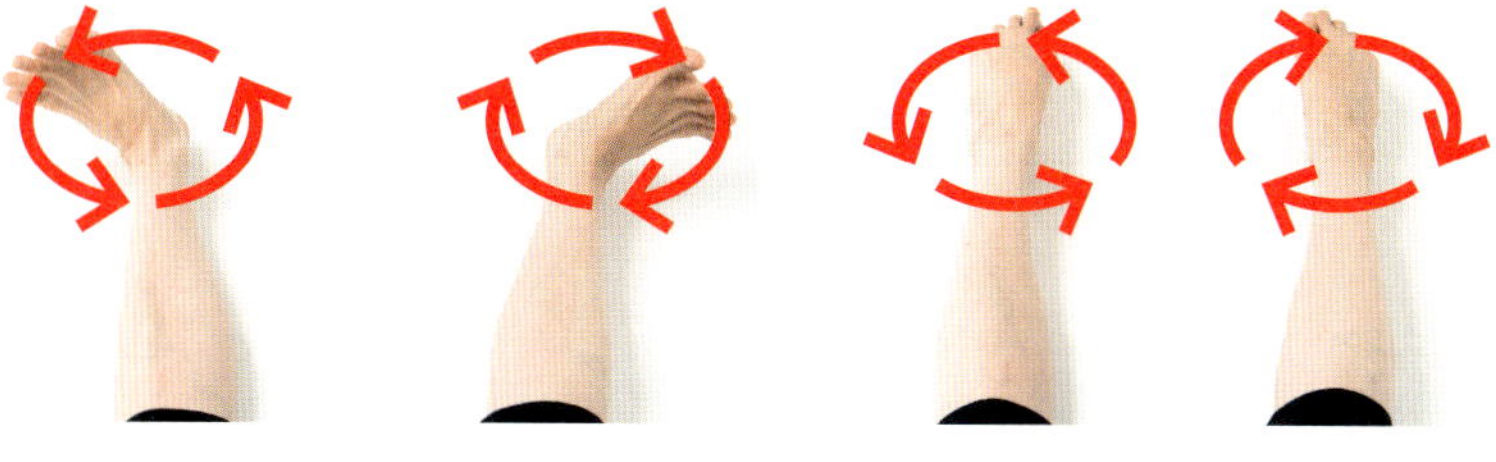

足と手で握手をする

手と足のラブラブ握手

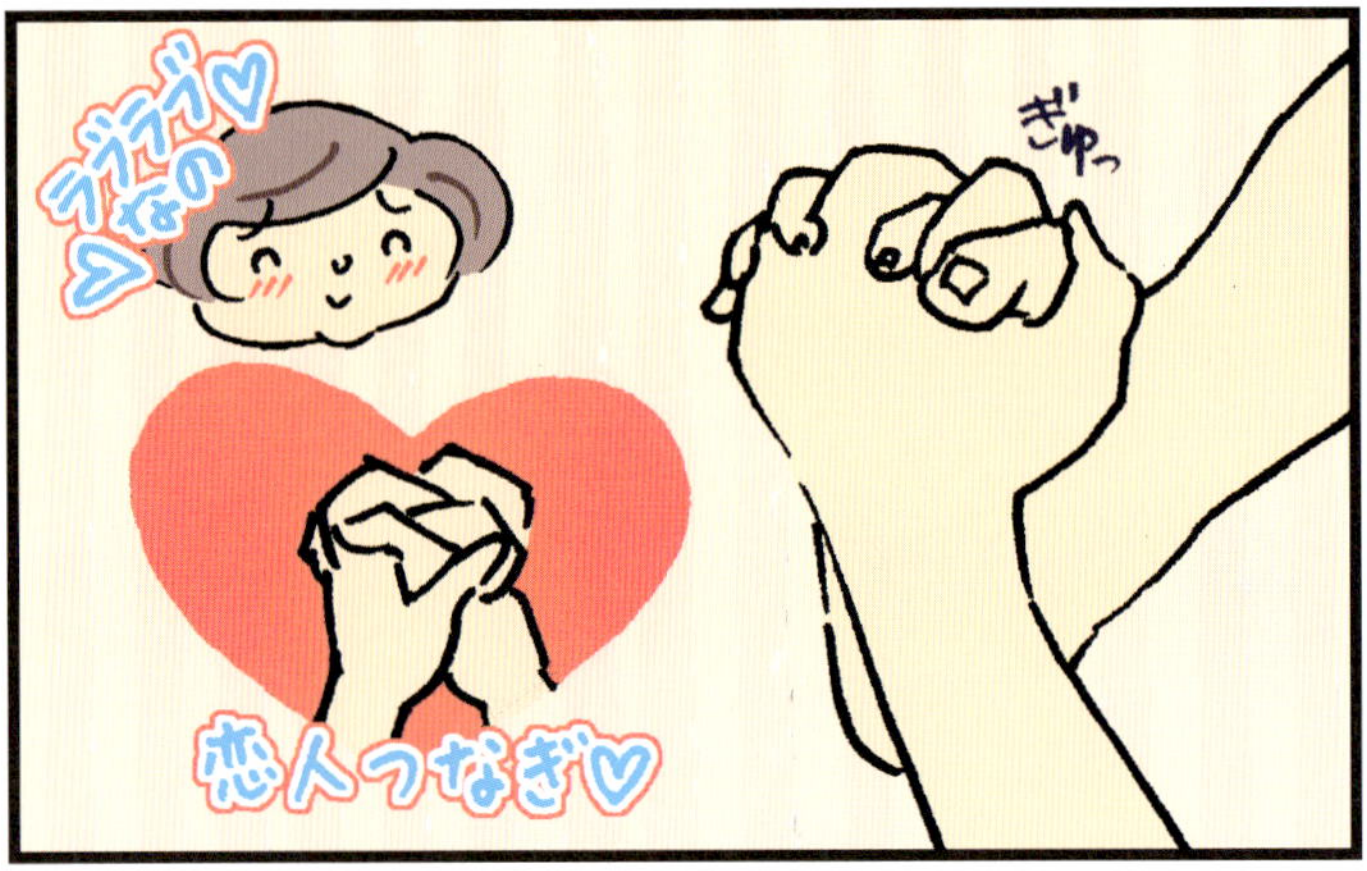

「きくち体操」の握手は、恋人たちのラブラブ手つなぎと一緒！

足の指に力がついたかどうかは手と握手して確かめましょう

次は足の指の力を手で確認してみましょう。

自分の足と、手で握手をすると足の指に力がどれくらいあるか、親指はぎゅっと握りやすいけど中指は力が入りにくいとか、どうしても小指が握れないとか、どの指が動きにくいのかがよくわかります。

右足を左のももにのせ、足の指の間に左手の指を1本ずつ入れていきます。痛くて手の指が入らない？ それは足の指がかなり弱っている証拠ですよ。

足と手の指のつけ根までしっかり深く入れて握り合います。指を入れると痛い人も、できるところまで入れてくださいね。そうしたら足の指でぎゅ～っと手を握りしめます。手の指でも握り返します。

最大限に足の指に力を込めたら、右手で足の指を1本1本さわって、ちゃんと力が入っているかどうかを確かめます。力が入っていない指があったら、「この指、しっかり握れ！」と脳から指令を出して意識をして握ります。逆の足と手も同じように行いましょう。

1

足の指と手の指を組み合わせる

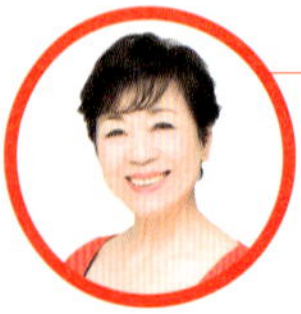

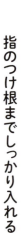

菊池和子のワンポイント！

初めての人は痛いと思うわよ。
でも、少しずつからでも
やってね！

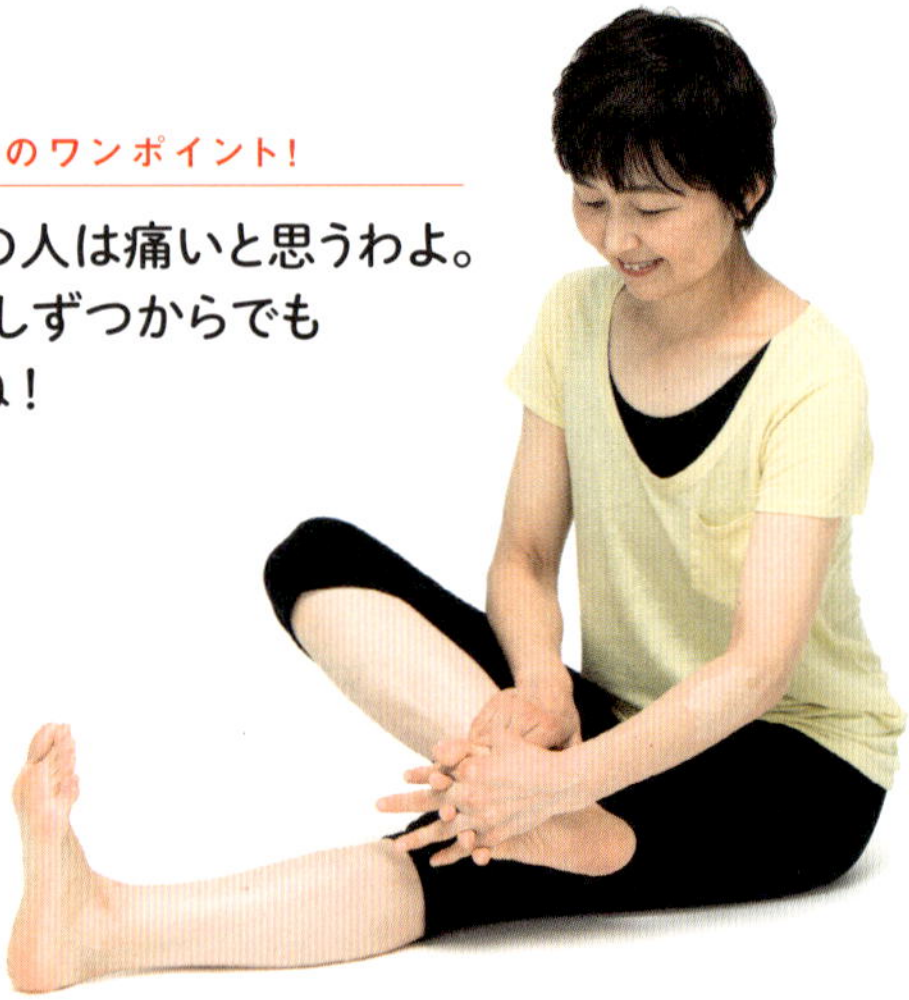

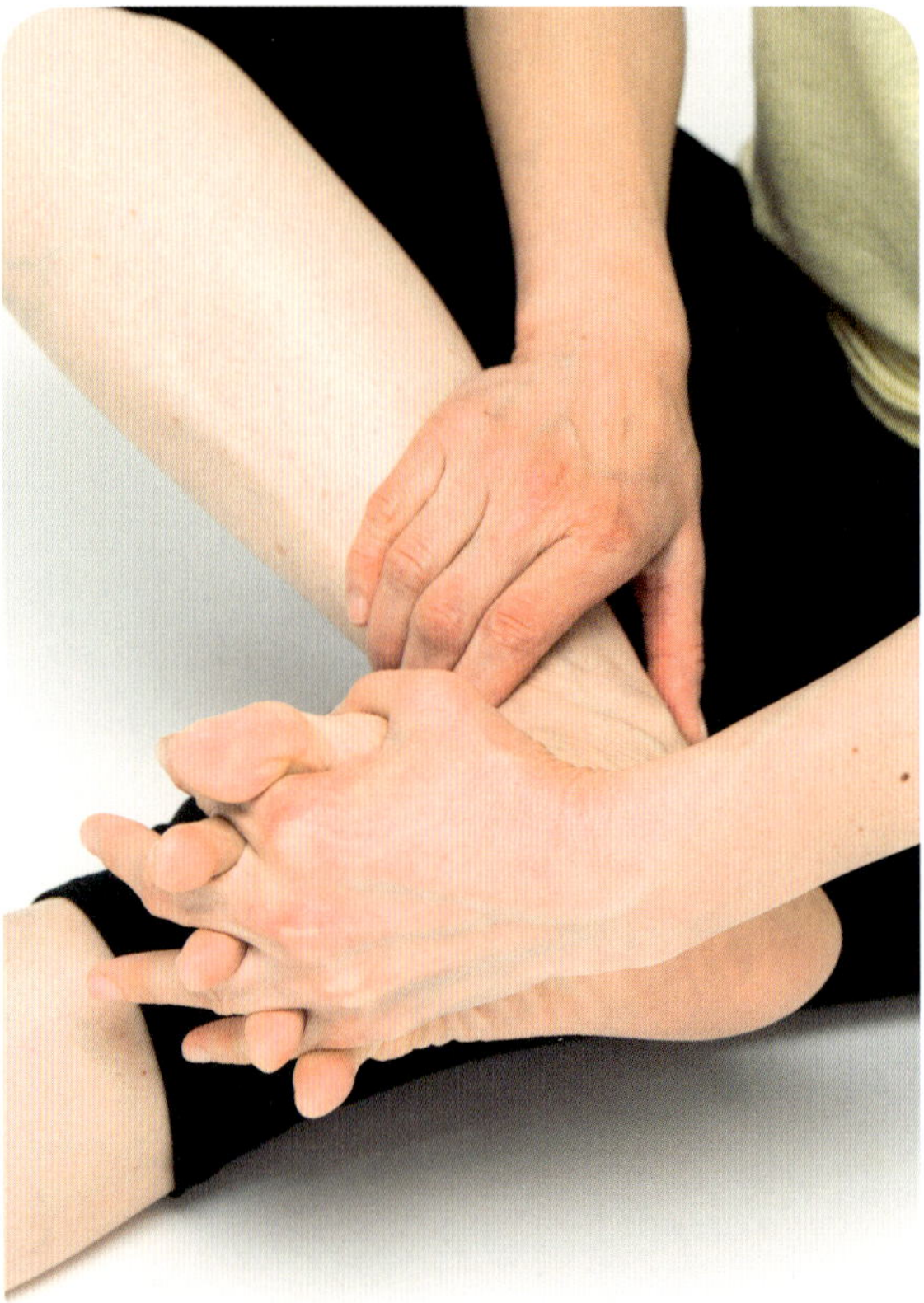

指のつけ根までしっかり入れる

2 足の指と手の指で握り合う

足の指で握って

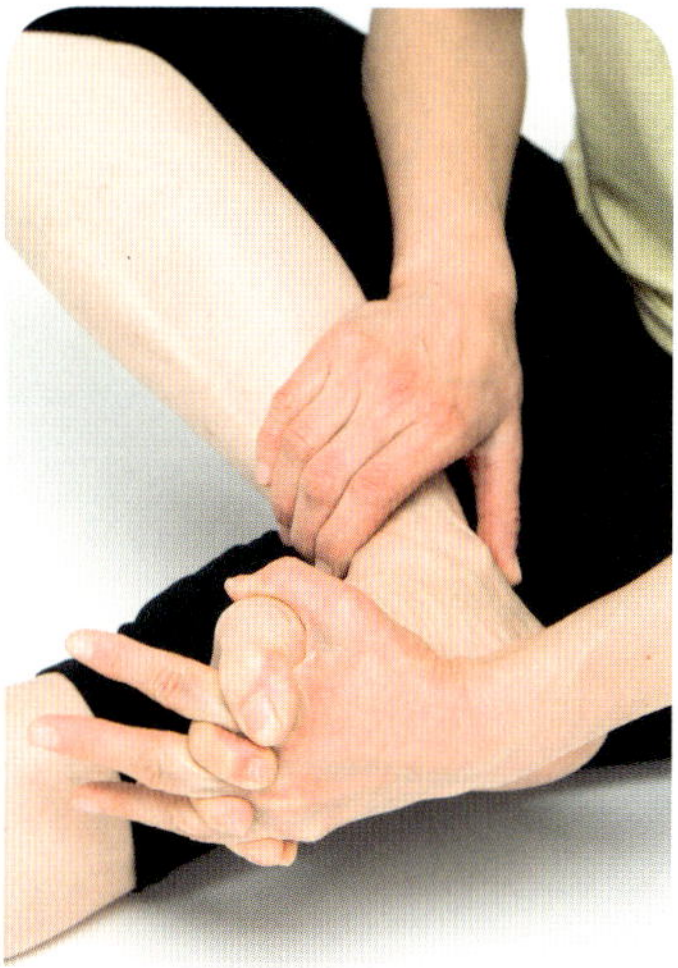

手の指でも握る

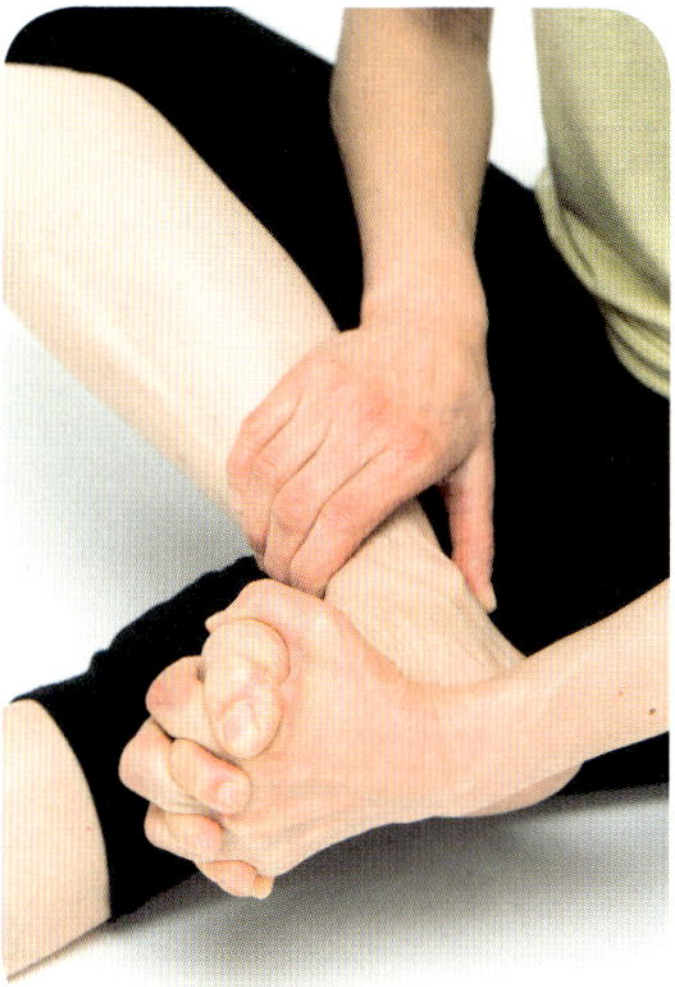

チェック! すべての足の指を手で確認します

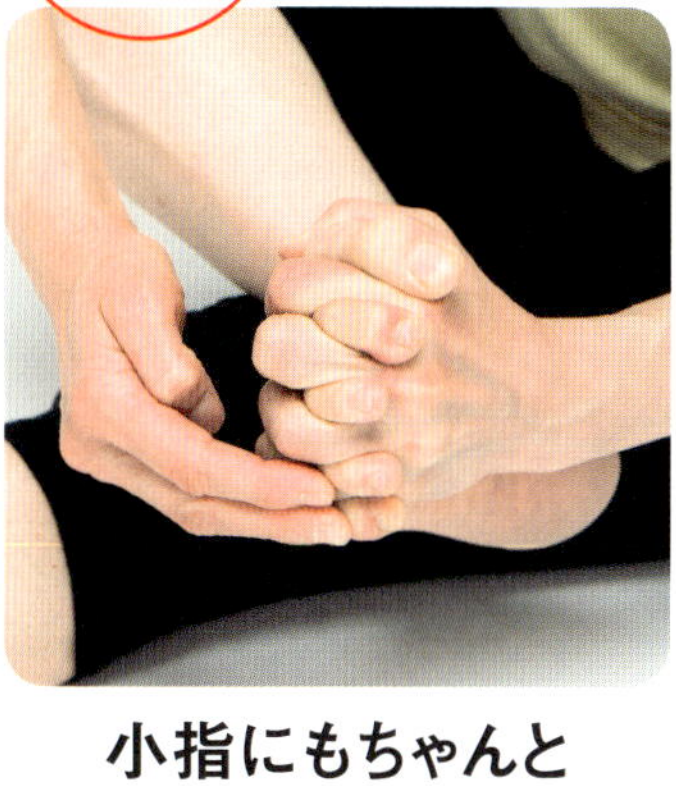

小指にもちゃんと
力が入っている?

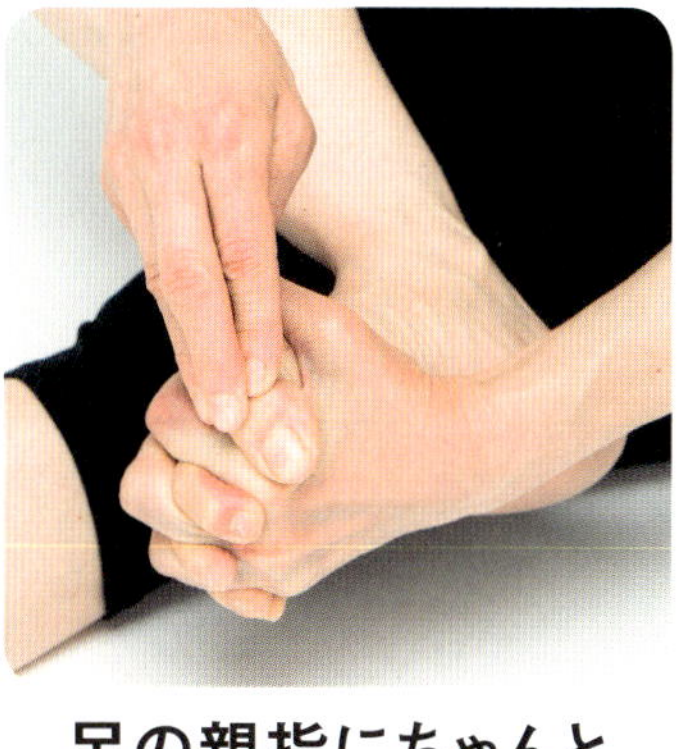

足の親指にちゃんと
力が入っている?

足の指でグー・パー・チョキをする

足じゃんけん対決してみよう

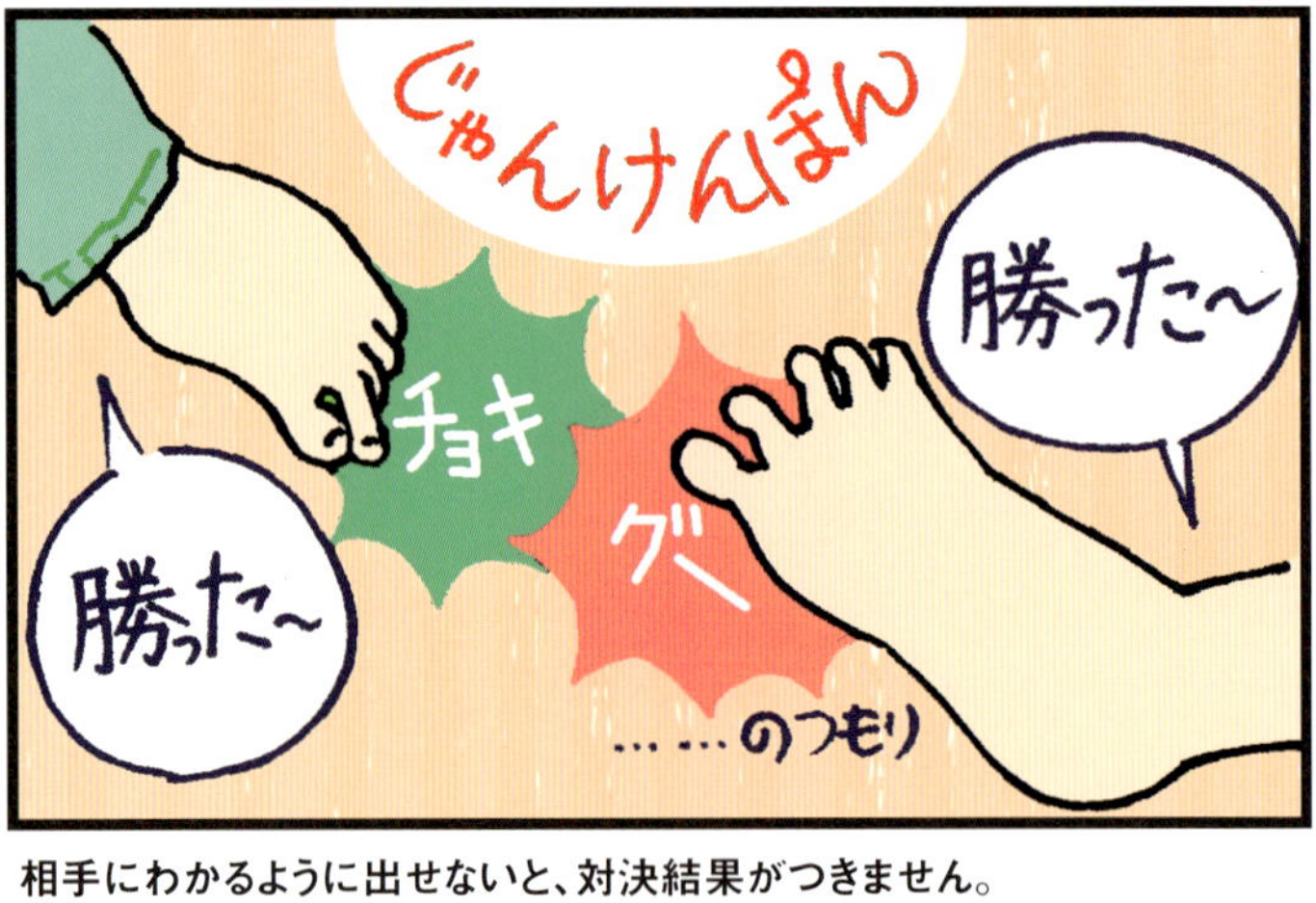
じゃんけんぽん
勝ったー
チョキ
グー
勝ったー
……のつもり

相手にわかるように出せないと、対決結果がつきません。

足のじゃんけんは足の指の脳を活性します

足の指を握る感覚と、足の裏の感覚がわかったということは、脳とつながったということです。その脳を使って、足の指でじゃんけんだってできます。それがしっかりと歩ける力になります。

足の指をすべて曲げるのが〝グー〟、足の指をできるだけ開くのが〝パー〟、そして親指をとなりの指と組むのが〝チョキ〟です。

足の指は1本1本が別々の脳につながっています。親指の脳で握る！　人差し指を握る！　中指を握る！　薬指を握る！　小指を握る！と、それぞれの指を握ろうと意識をしながらグーをします。最初は片足ずつ集中して行ってください。力ずくではうまくいきませんよ。

パーも1本1本の指に脳から指令を送り、指と指の間がなるべく均等になるように開きます。

チョキは親指と、人差し指を動かそうと強く思いながら、手を使わずに足の指を重ねます。気がついたらいつでもやってみましょう。

足の指を動かすと血行がよくなって足がポカポカしてきます。頭もはっきりしますよ。

1

片足ずつ〝グー〟をする

甲側

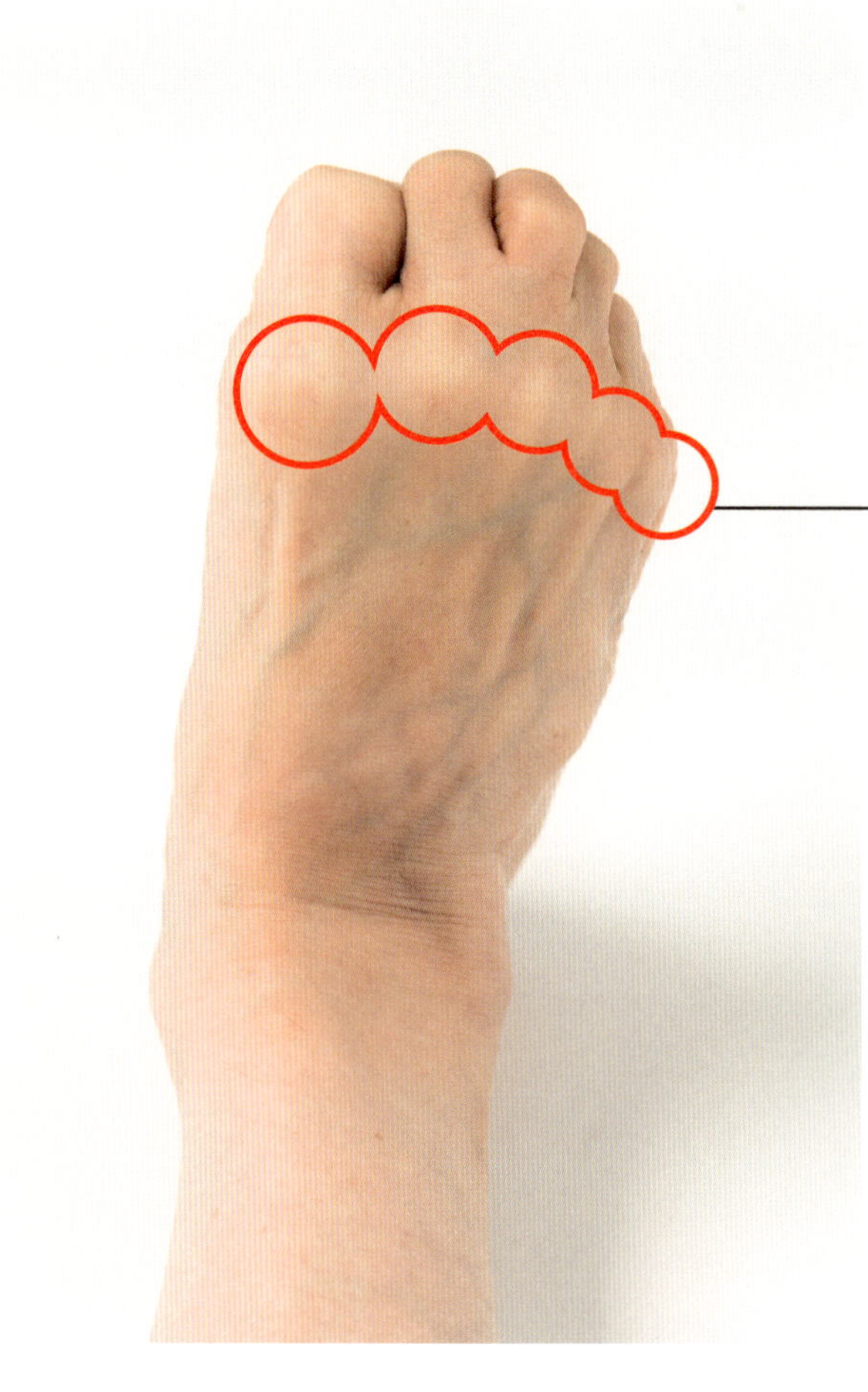

関節が白く浮かび上がるくらい力を入れる

裏側

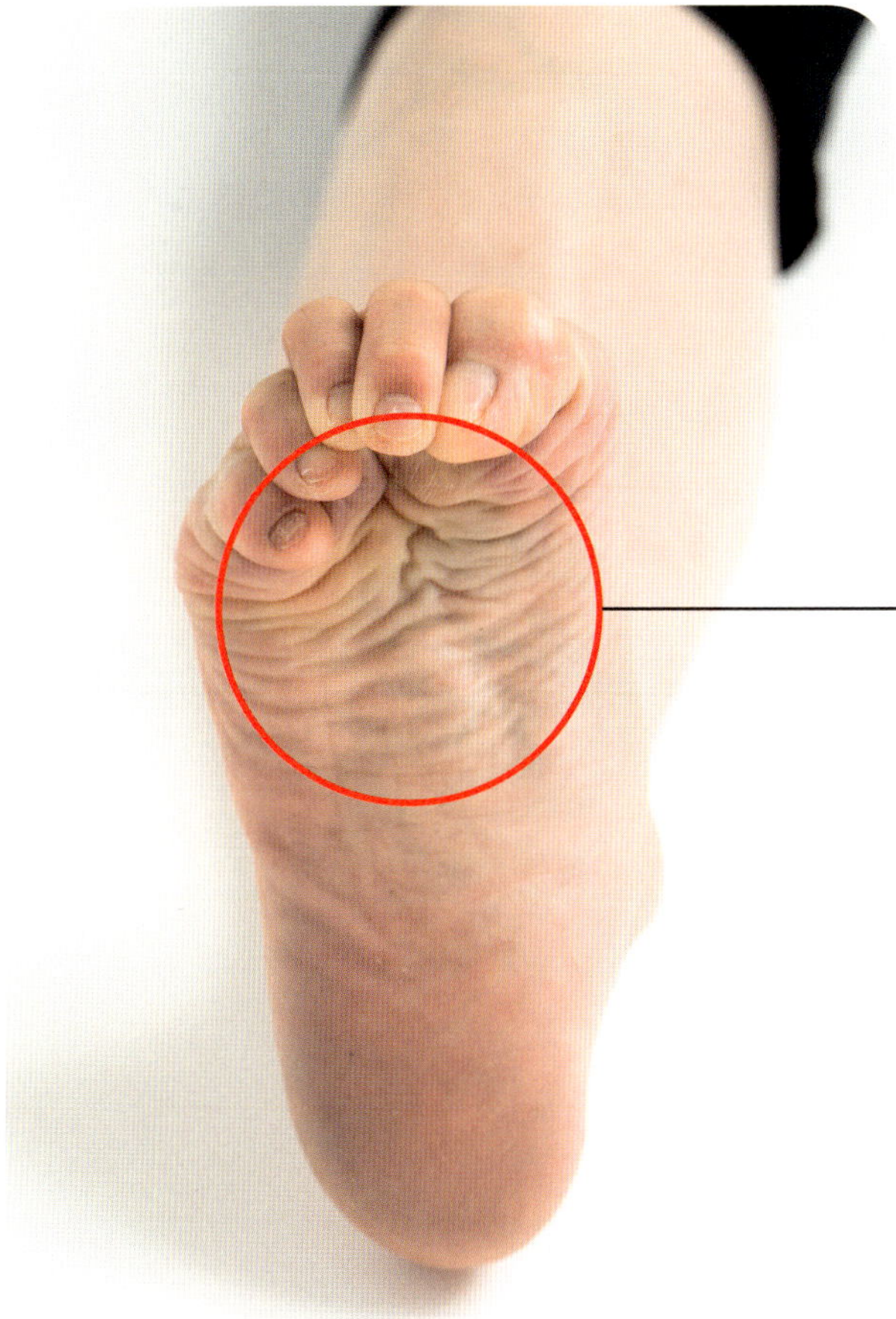

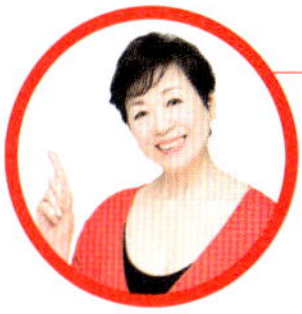

菊池和子のワンポイント!

足がつってしまったときは
手で指を１本１本動かしたり
パッと立って体重をかければ直ります

1

片足ずつ〝パー〟をする

指が1本ずつ
バラバラになるように開く

甲側

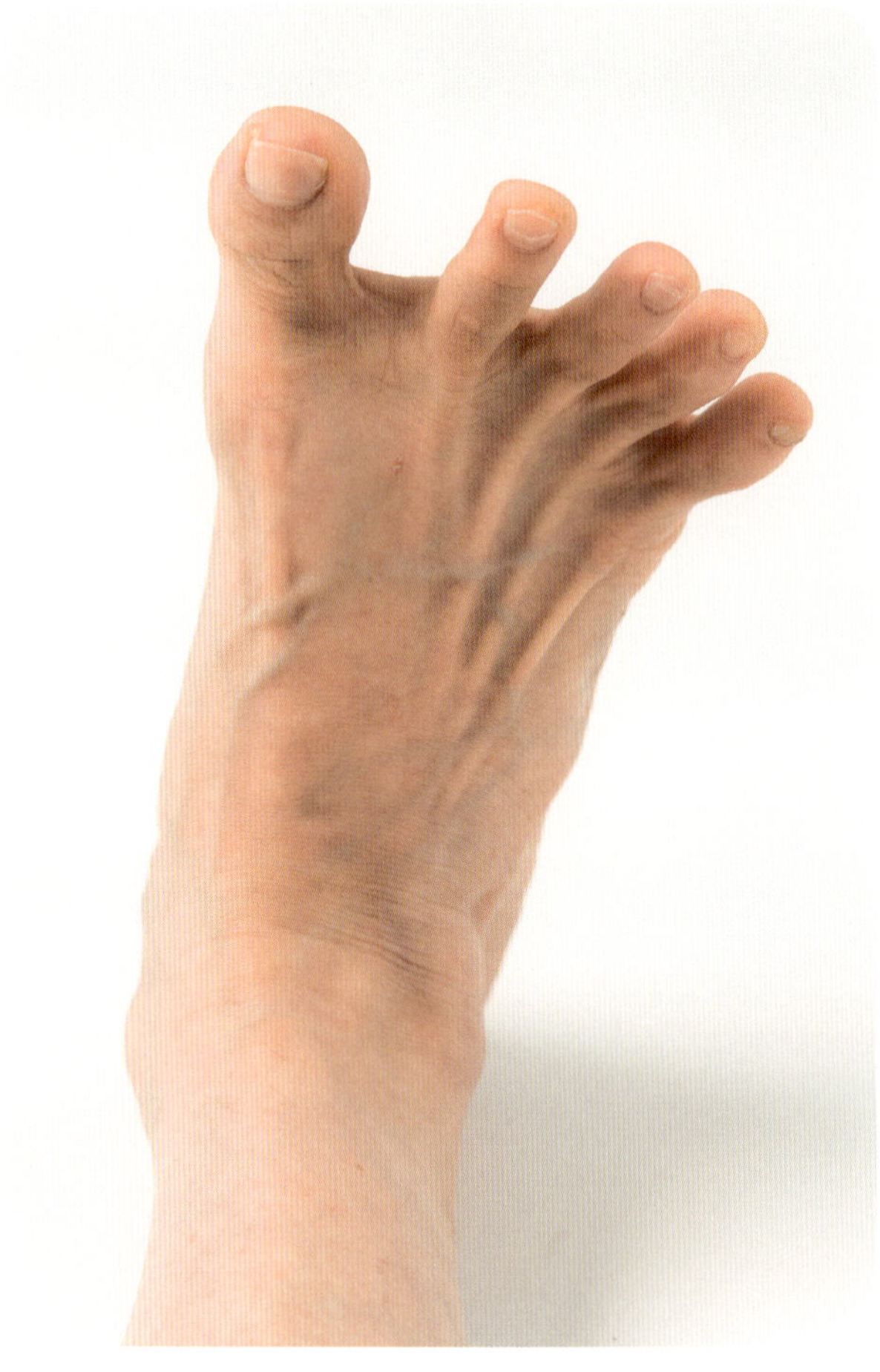

裏側

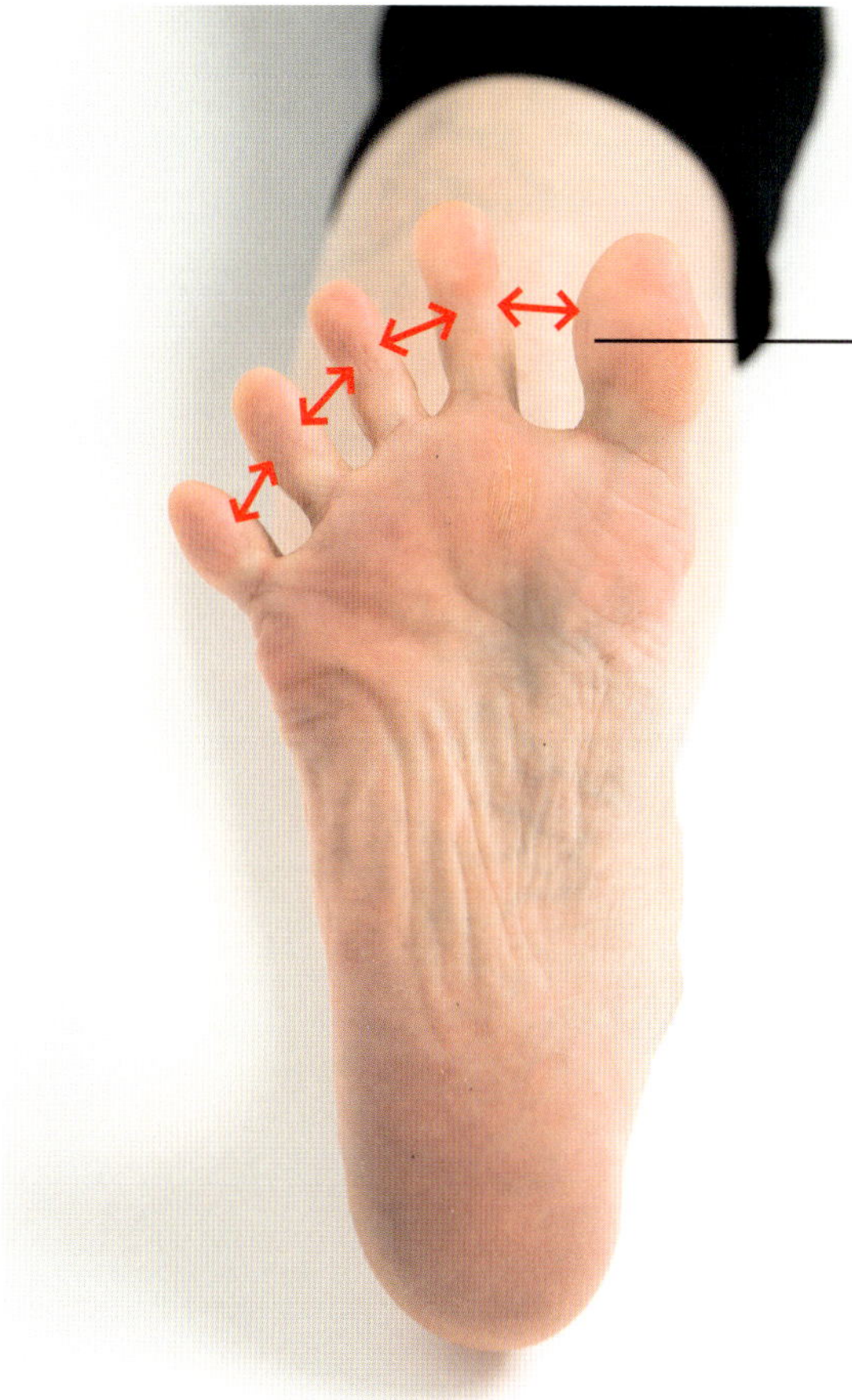

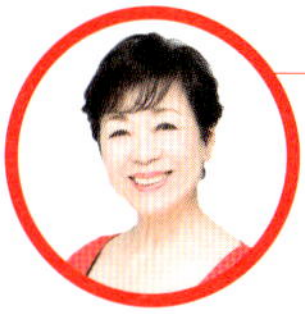

菊池和子のワンポイント！

指がしっかり開けるようになったら
足に力がついてしなやかに
歩けるようになります

1

片足ずつ〝チョキ〟をする

甲側

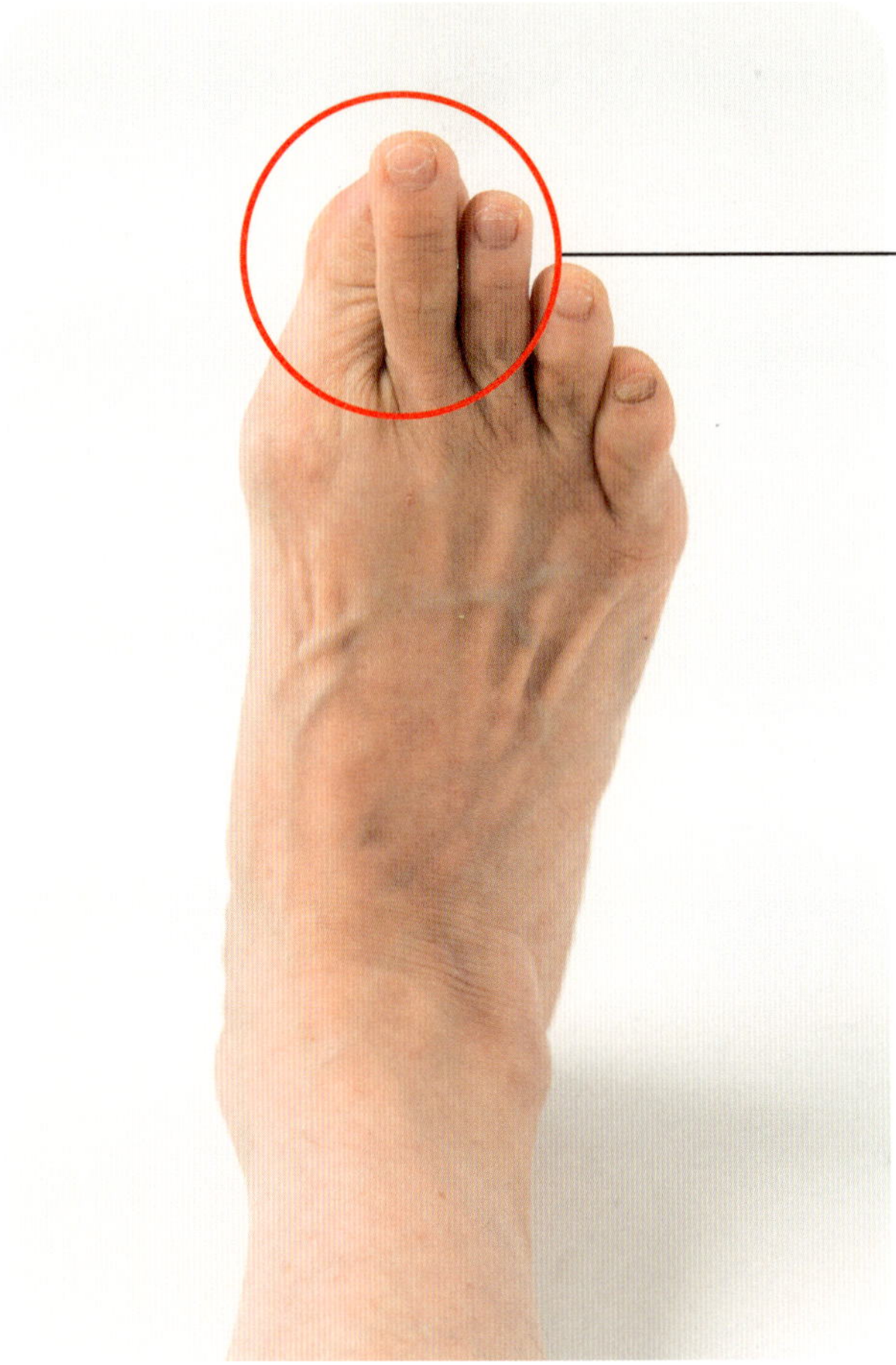

手を使わないで親指に指を重ねる

裏側

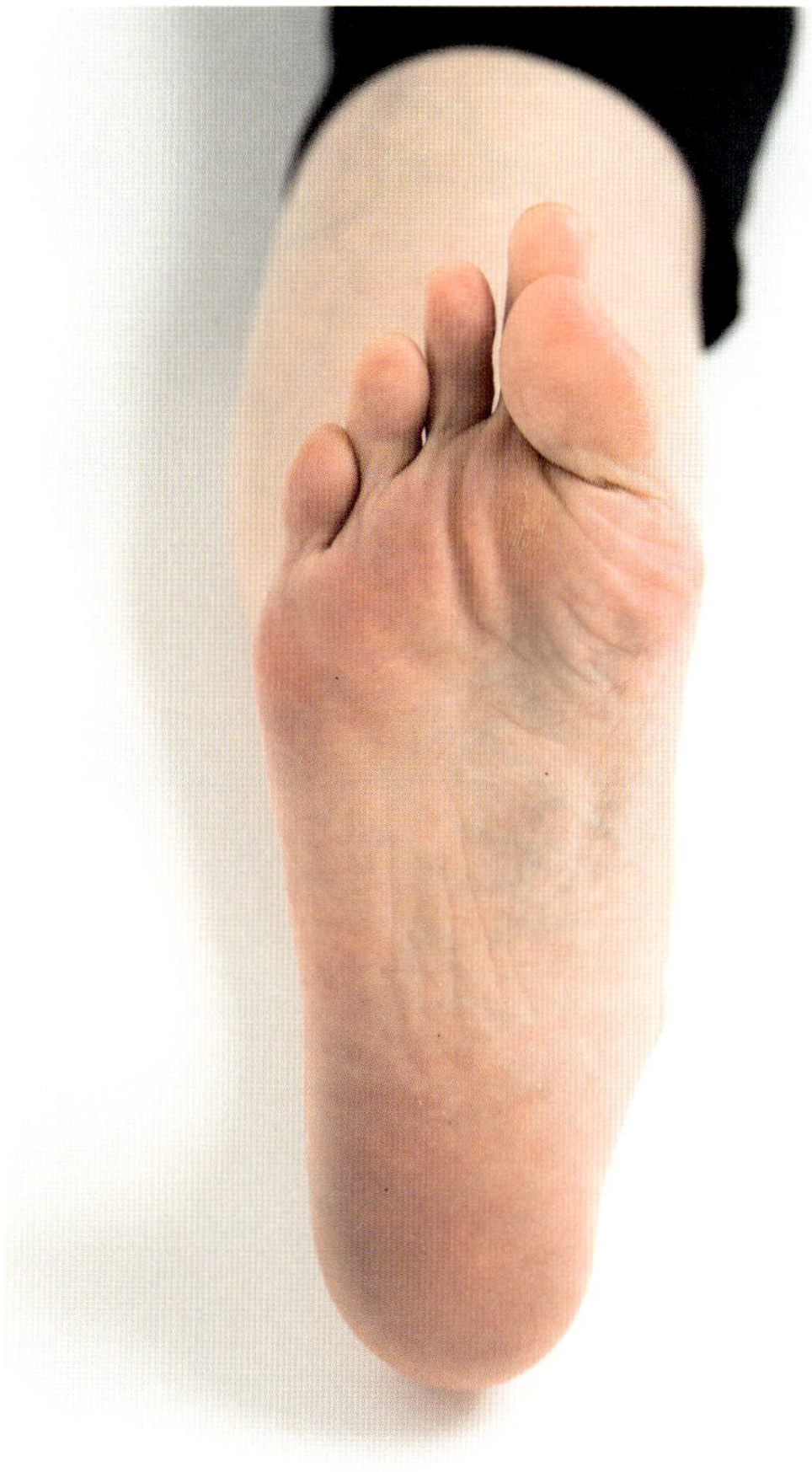

指の重ね方は逆でもOK

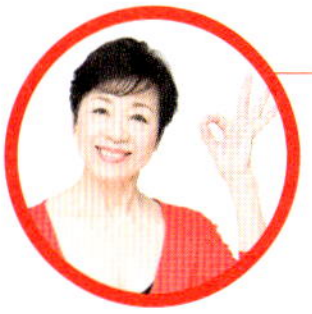

菊池和子のワンポイント!

脳と指がちゃんとつながっていますか?
これができたら親指でしっかり
地面を蹴って歩けますよ

足の指でタオルをたぐりよせる

私の足指の反抗期

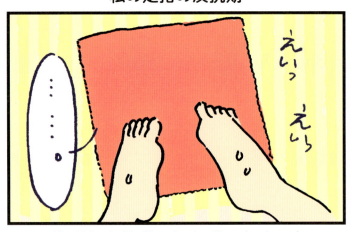

かんたんそうに思えても、足の指ってなかなか動かせないものです。

もし足の指がなかったら体がふらついて歩けないのです

道具の助けを借りずに、両足でしっかりと地面を踏みしめて歩くには、体全体を支える力が必要です。試しに足の指を全部浮かせて歩いてみてください。不安定になって、思うように足が前に出ませんよね。

指を使わずに歩こうとすると、体がふらついて足が前に出せずうまく進めないのは、股関節が動かないからです。そしてそのためにふくらはぎ、もも、腰、肩、腕と、全身の筋肉をうまく使うことができないからです。足の指と裏を使ってふんばれなければ歩くことがままならないのです。私たちの体は足の指を使って歩けば、全身の筋肉が連携して二本の足でちゃんとバランスをとって、安定して歩けるようにできているのです。

ふだん足の指に意識を向けることがないので、足の指がどれだけ大切な働きをしているかなんて考えたこともなかったですよね。

そんな重要な足の指に力をつけるのが、次ページでご紹介する「足の指でタオルをたぐりよせる」です。お茶を飲む時でも、食事の後でもいつでもできるように足元にタオルを置いておくといいですよ。

1 足の下にタオルを敷く

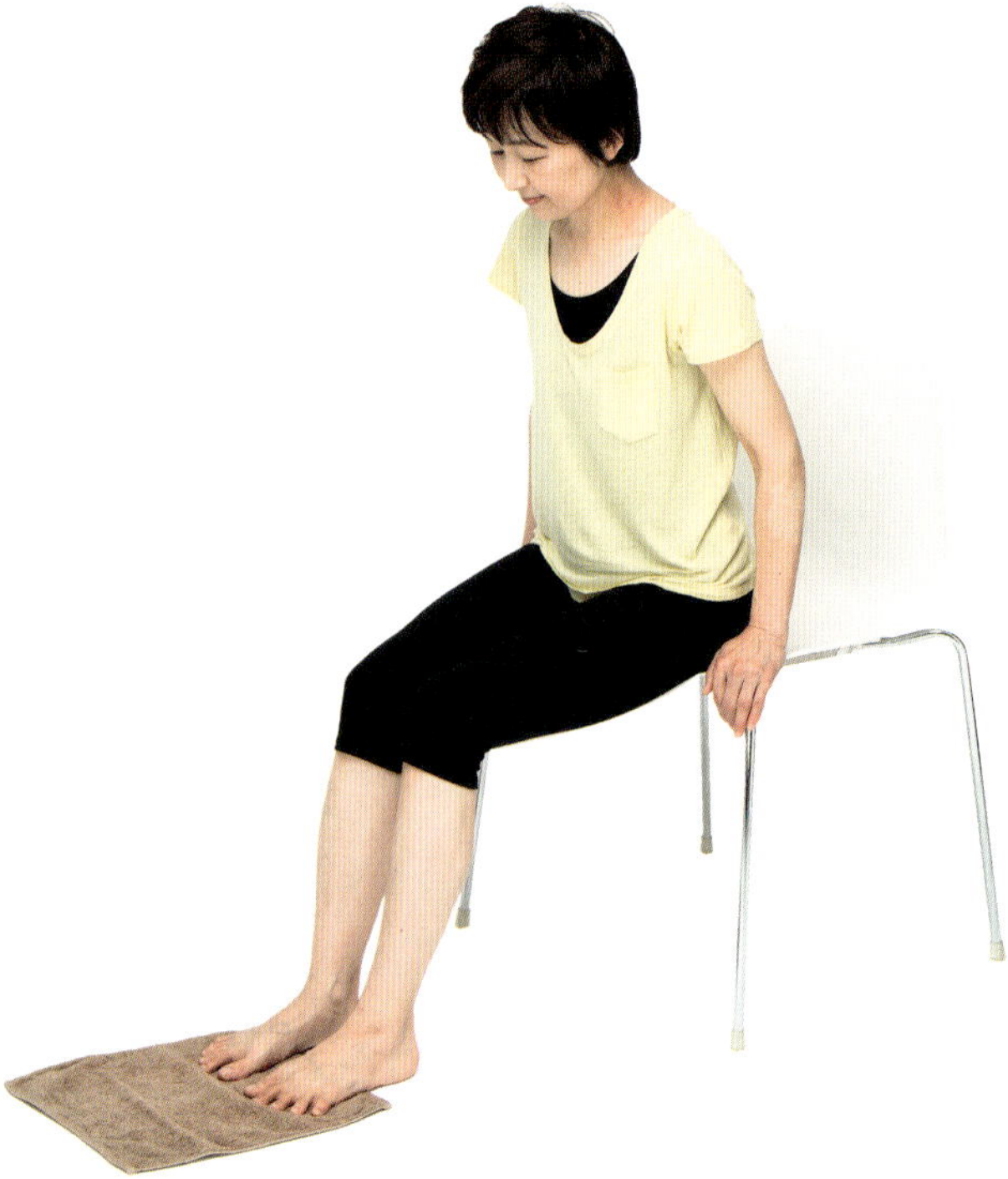

2 足の指でタオルをつかむ

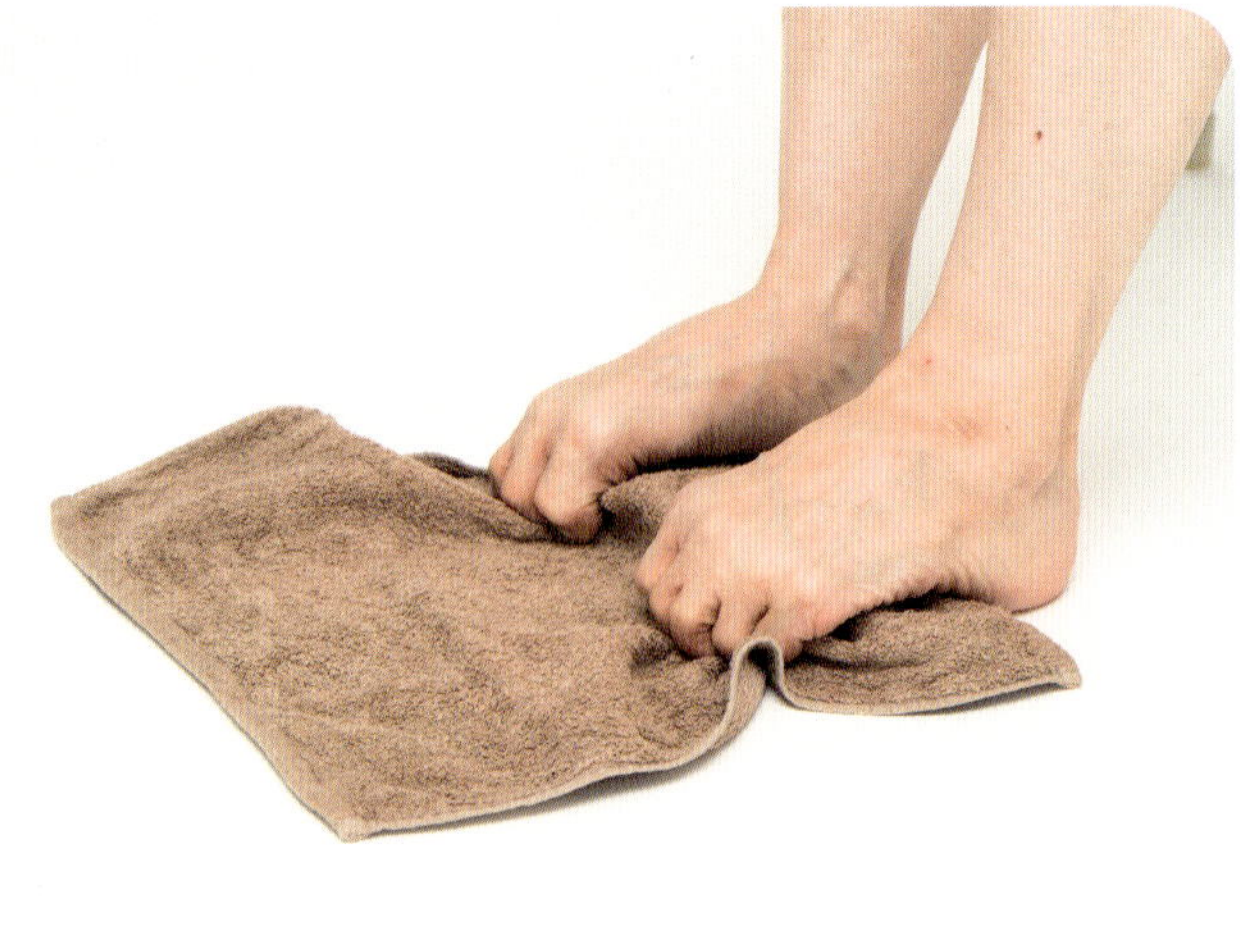

3

指でタオルを握って、たぐりよせる

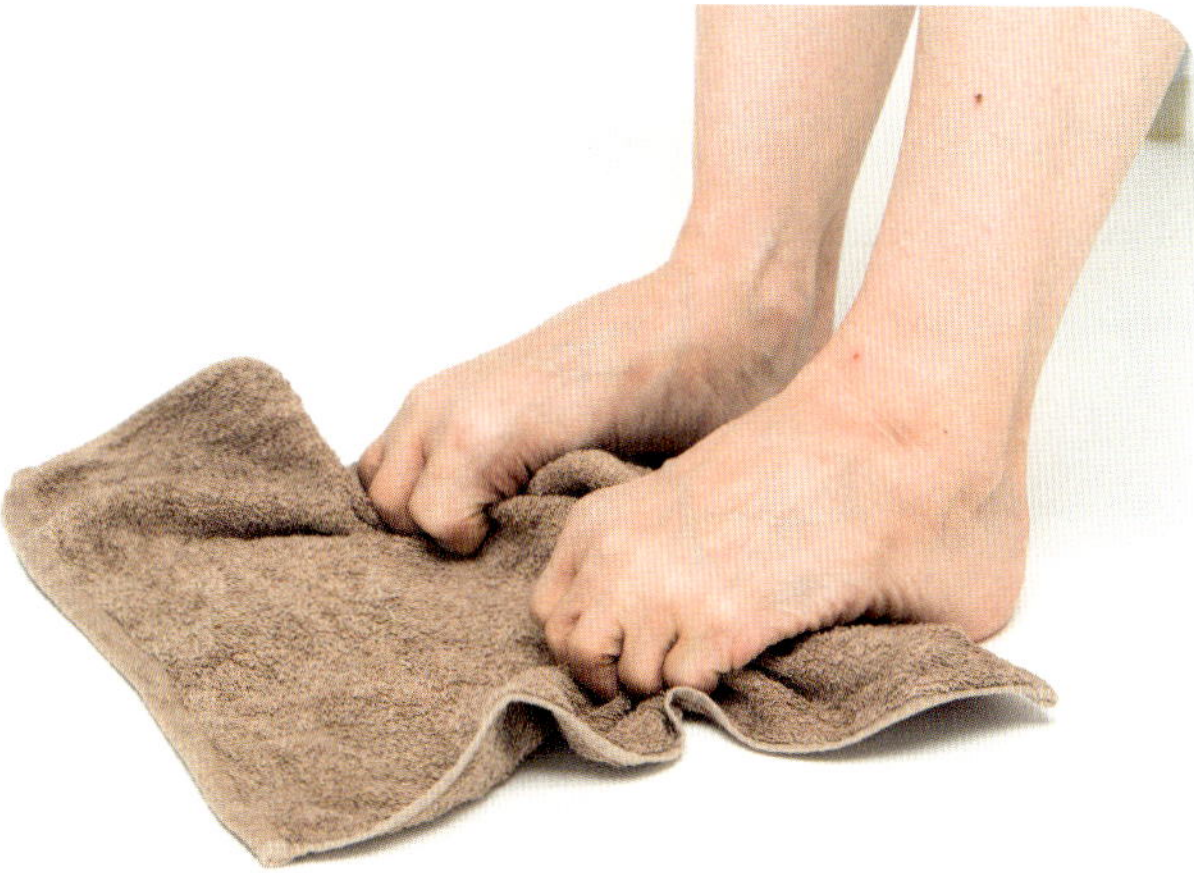

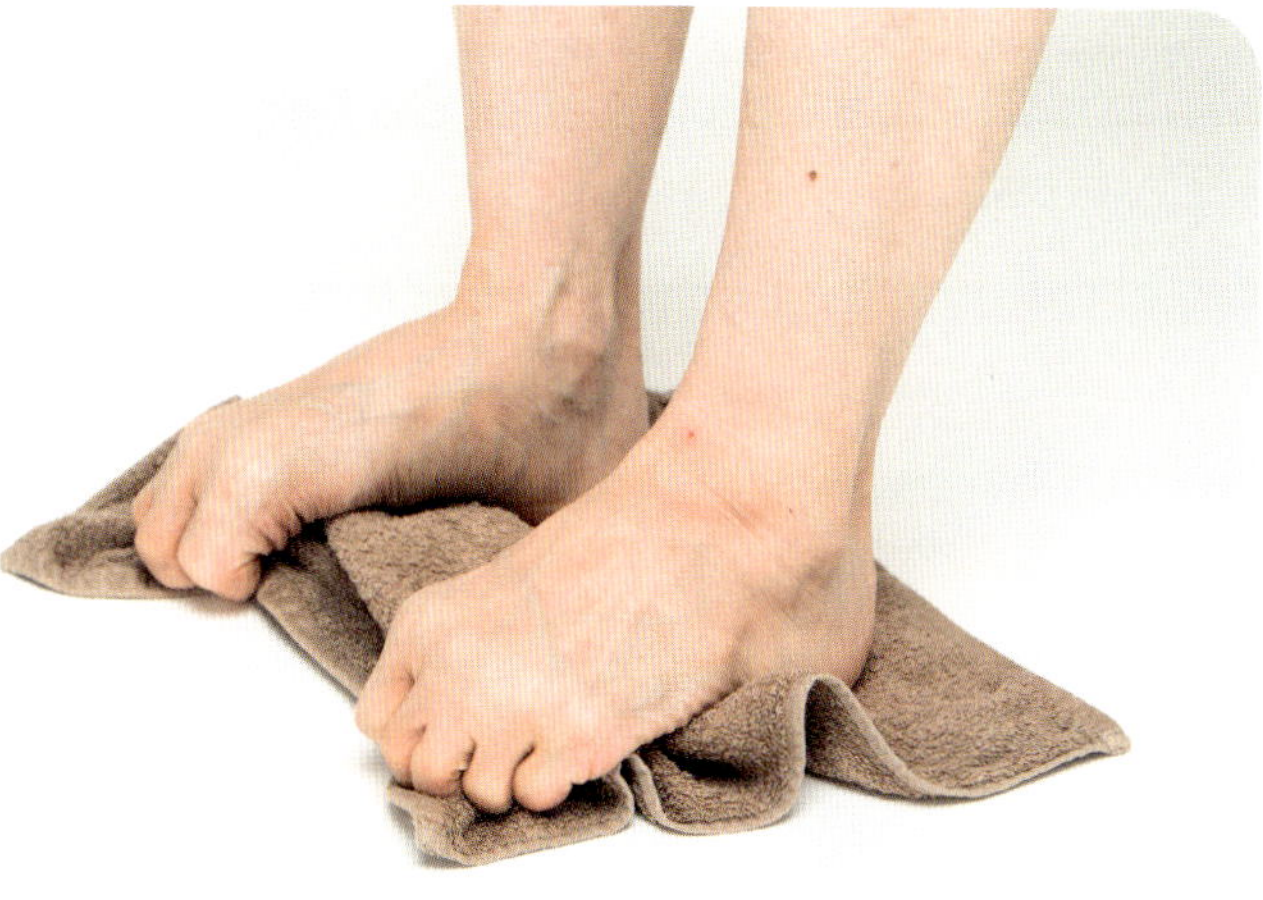

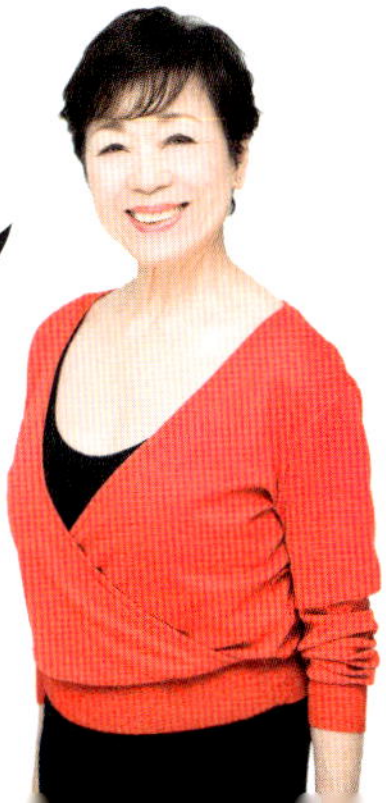
毎日、足の指に意識を向けて行えば、必ず足の指や裏に力がついてきますよ

コレもやろう!

体を動かして
足の裏を刺激する

刺激するには意識して力を入れてふんばるのがいちばん！

次は〝体を動かして足の裏を刺激〟しましょう。「体を動かすだけで足の裏を刺激できるの？」と思うかもしれませんね。でも、手で足の指や裏をさわったり、足を動かしたりしなくても、意識をして動かすことでしっかり刺激できるのです。足の裏に手が届かない人でも大丈夫です。

　立って体を少しでも動かすとき、私たちはいつでも足の指や裏でふんばっているのです。手を動かす、肩をまわすなどのかんたんな動作をしながら、足の裏を意識してみるとふんばっていることが感じ取れるはずです。何気なく体を動かしていたときには気づけなかった、足の指や裏の働きに気がつくことができて感動すると思います。

　ふんばっていることを感じようとすればするほど、脳が活性化して、お腹やももやひざなど全身の筋肉も同時に育っていきますよ。

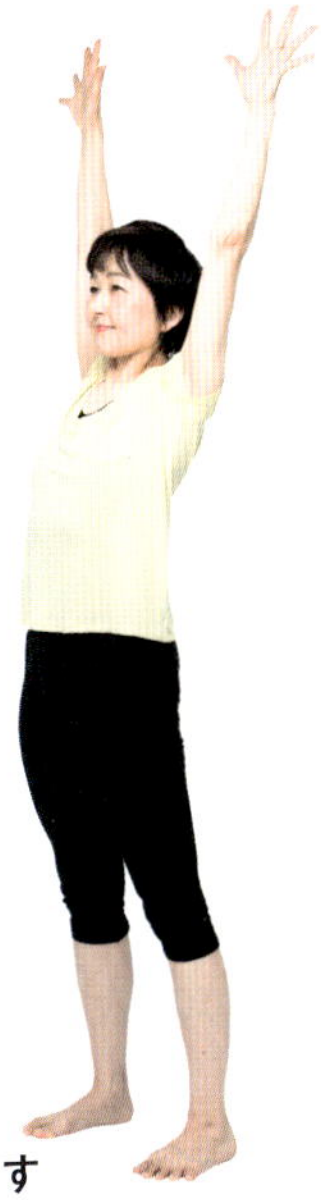

この動きも、足の裏を刺激しています

体を動かして足の裏を刺激する

立って、座って足の裏を感じよう

雑念を消して、足の裏を感じよう

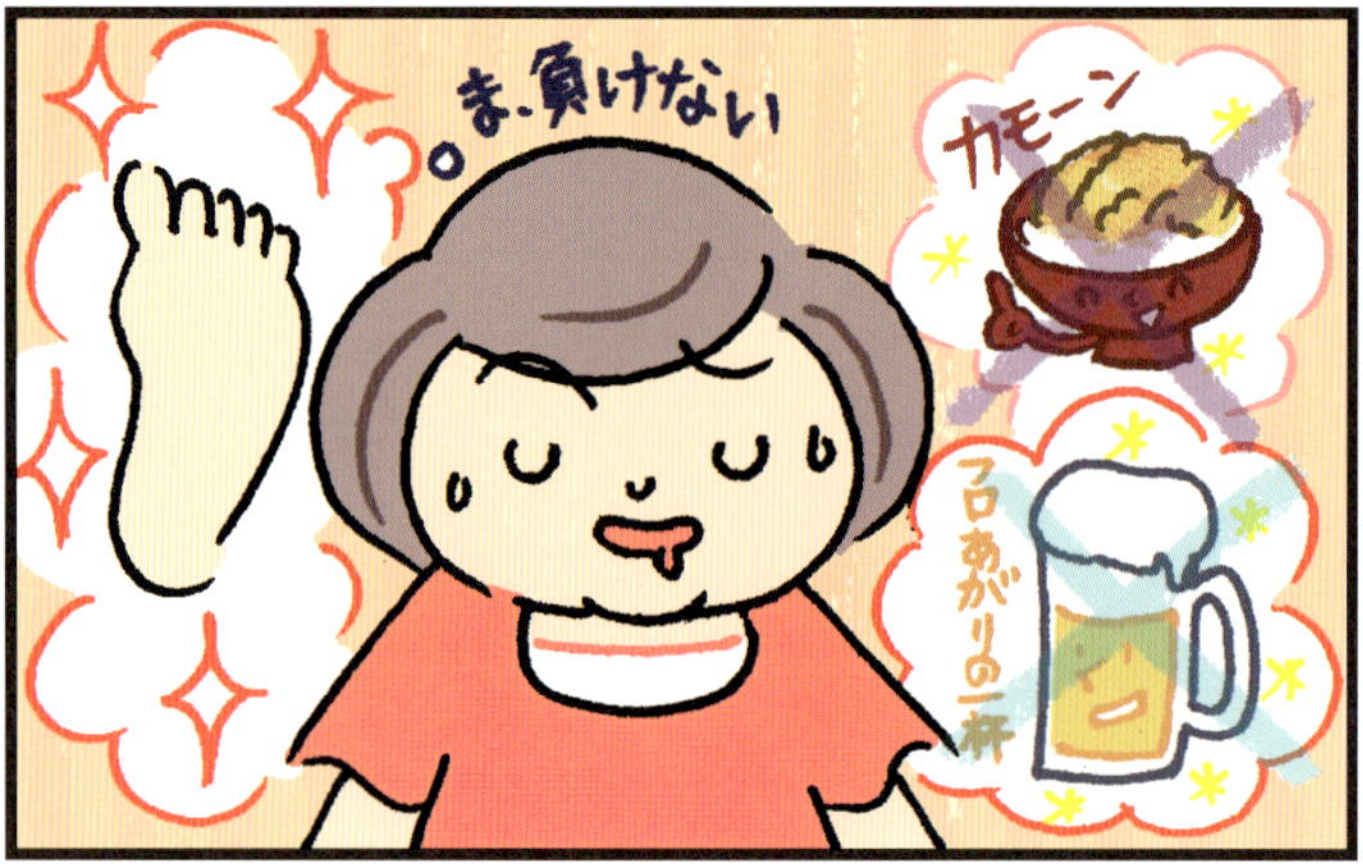

無意識にできる動作こそ、集中が難しいもの。雑念は頭から追い出そう。

手を上に上げていくと足の指や裏に体重がかかってきます

足の指と裏でふんばる感覚を知るには、立って手を真上に上げる動作がいちばんわかりやすいです。足を肩幅に開いて手をゆっくりと上げていきます。だんだんと足の指と裏に力が入っていくのがわかりますよね。肩が痛いときはできるところまで上げればいいですよ。

え？　手が上がりませんか？　それは足の指、足の裏などにふんばる力がないからです。

2回目はひざをぐっとうしろに押すようにして、ひざをしっかりのばします。そしてお腹を引いてもう一度手を上に上げてください。さっきよりもふんばっていることがわかりやすくなるはずです。

イスに座ってやってもいいですよ。イスに浅く腰かけてひざを少し開いて手を上に。足の指、足の裏を床に押しつけるようにしてお腹を引くとふんばる感覚がよくわかります。

足の裏の感覚がわかりやすいのはフローリングなどの硬い床。畳やじゅうたんなどだと足の裏が沈むのでふんばる感覚が少しつかみにくいかもしれません。

1 足を肩幅に広げて立ち、両腕を上げる

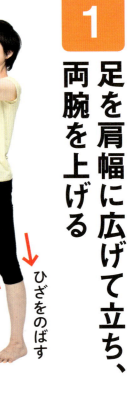

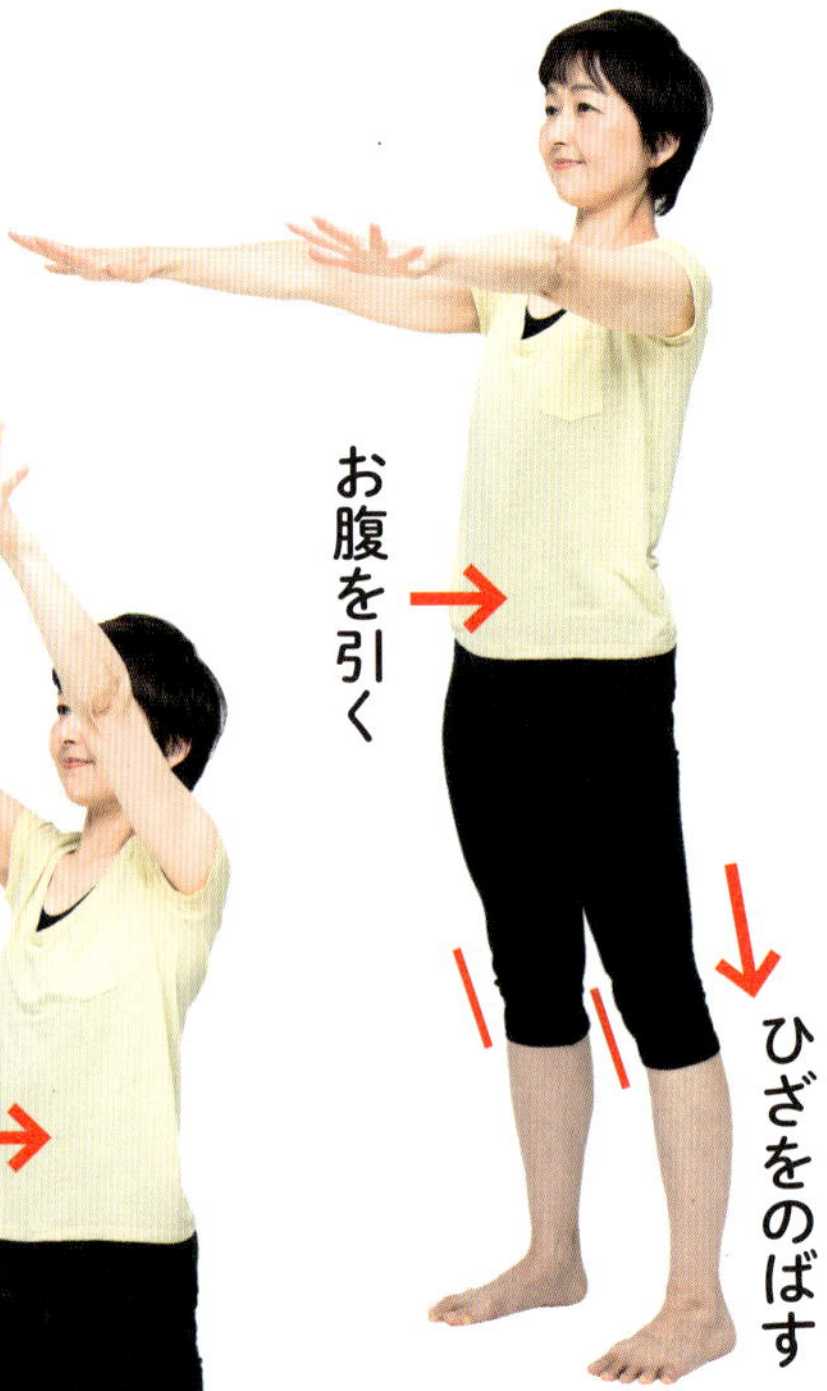

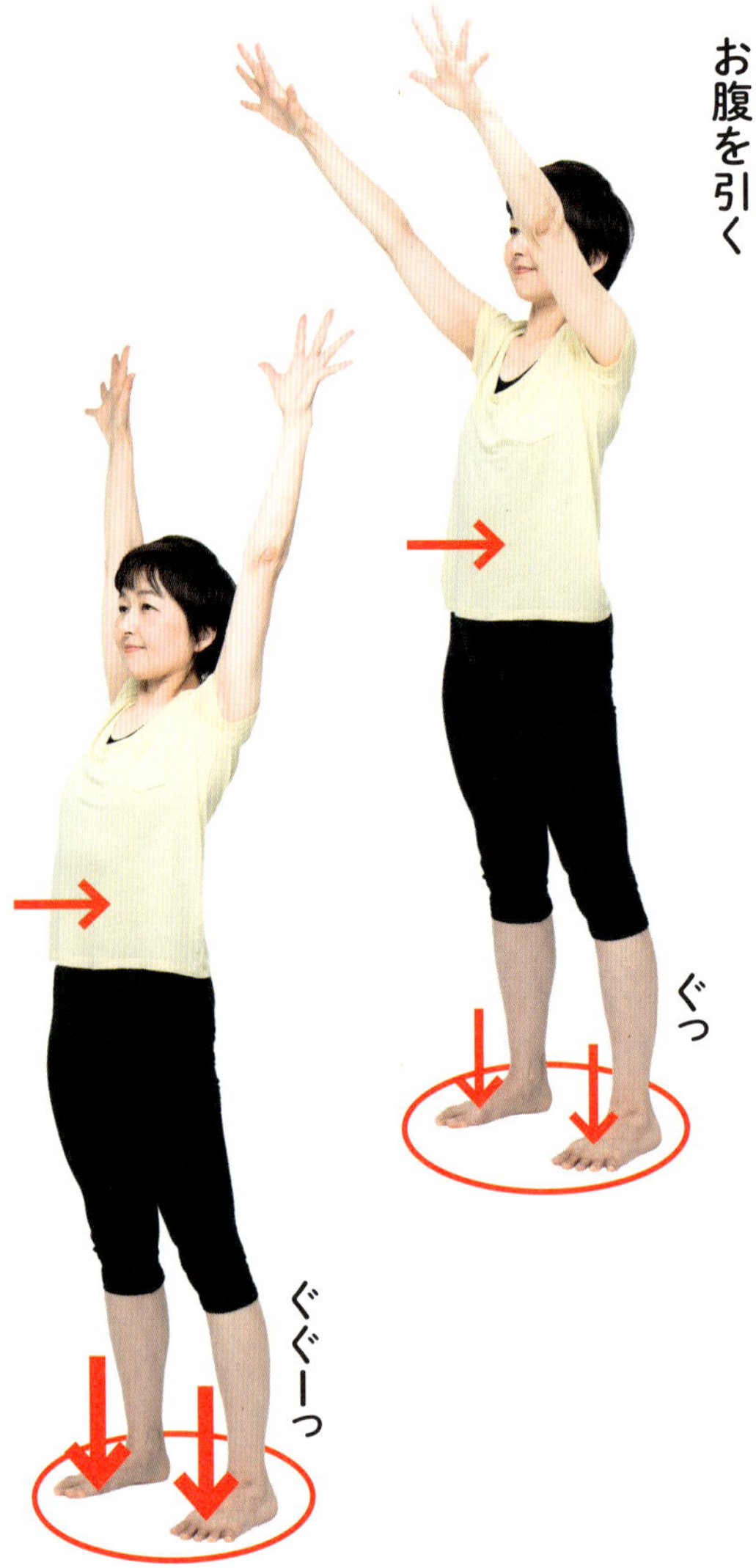

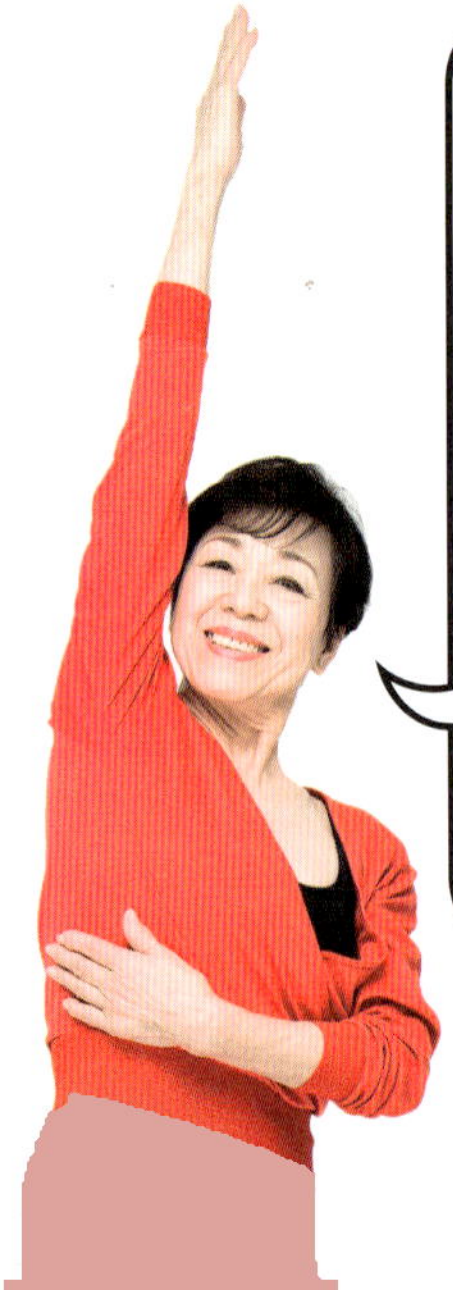

腕を上げれば上げるほど足の指や裏に力が入ります

1 椅子に浅く腰かけて、両腕を上げる

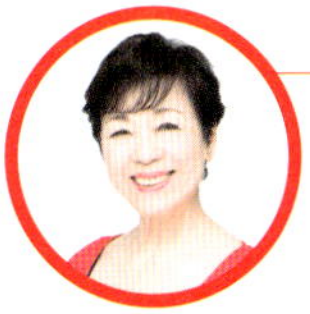

菊池和子のワンポイント!

足の指や裏から力を抜くと、全身の力が抜けてしまいます

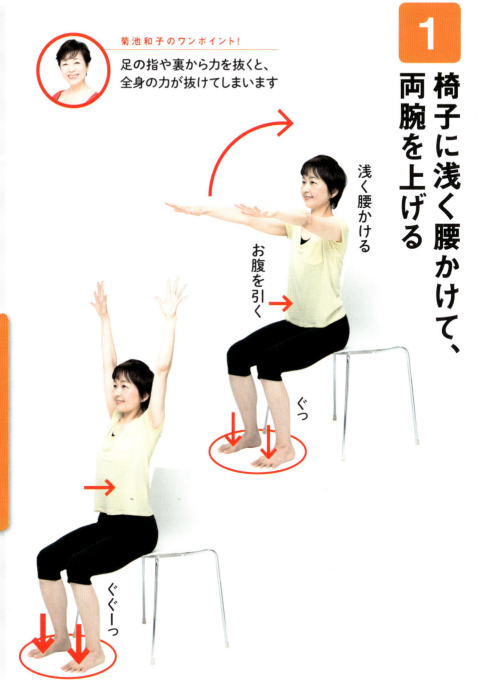

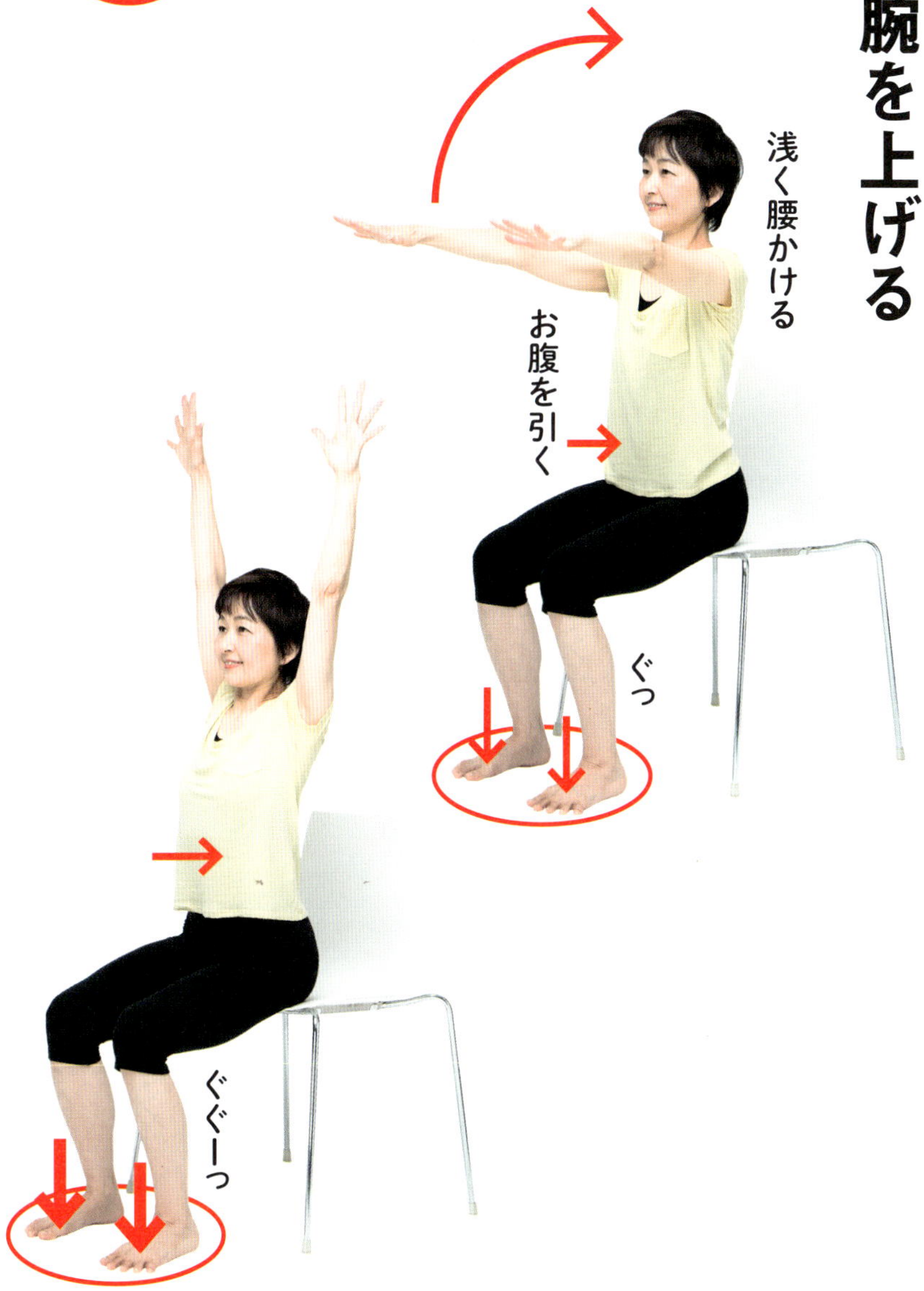
浅く腰かける
お腹を引く
ぐっ
ぐぐーっ

座った姿勢で足の指でふんばる足の裏でふんばる

足って力が入るもの?

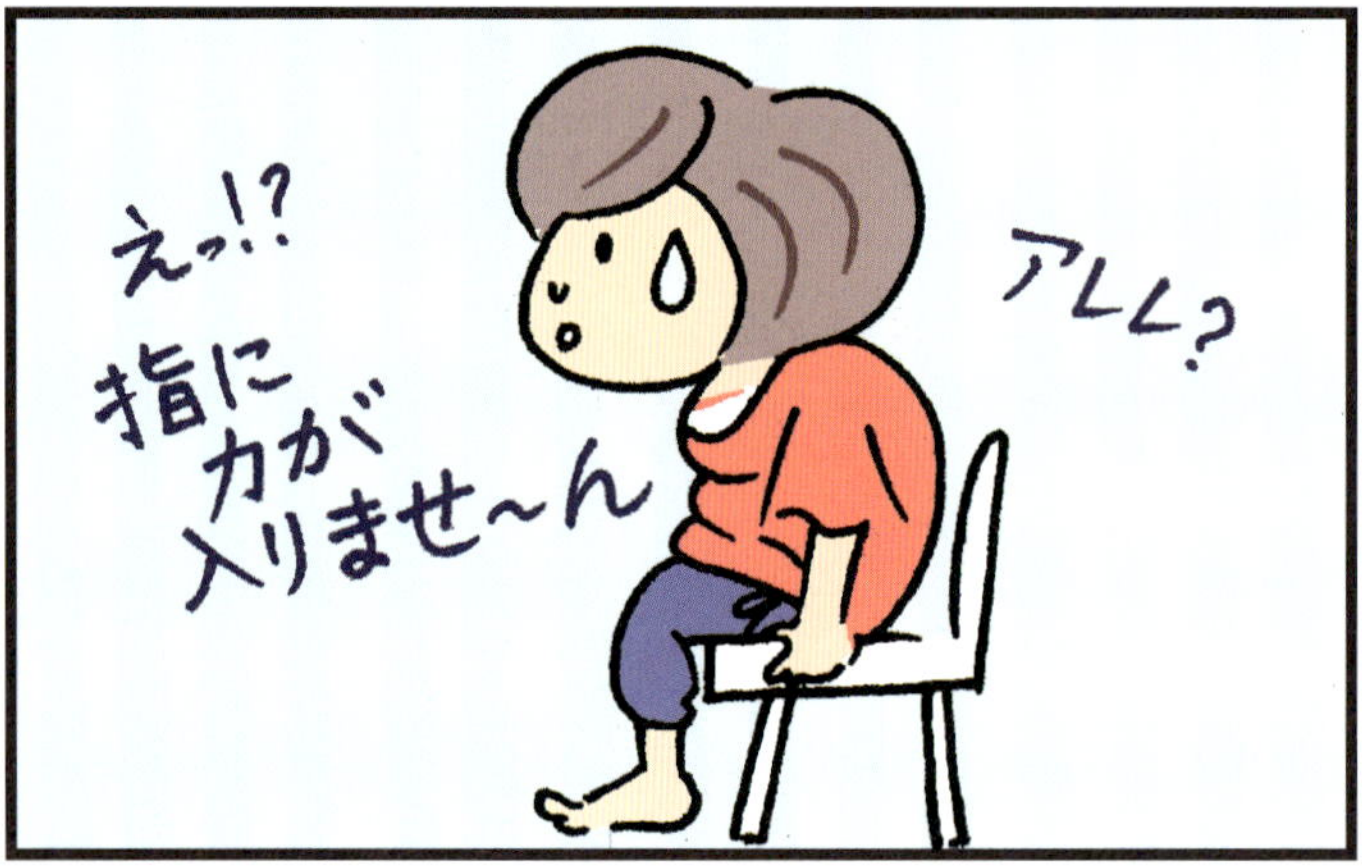

最初は思うようにいかないもの。続けていれば、力が入るようになりますよ!

イスからお尻が浮くくらい足の指、裏でふんばると自然にお腹も凹みます

今度は座って、足の指や裏の感覚に集中してみましょう。座ったままでできるから、ちょっと気がついたときにいつでもできますよ。

どかっと背もたれに寄りかかって座るのではなく、浅く腰かけて上体を少し前に傾けてみてください。体が前にいくと足の裏に力が入るのがわかりますか？　ぎゅぎゅ〜っとふんばると、ももに力が入ってお尻が浮きますよ。

そのとき、足の指を開くとより強くふんばれます。ひざを少し開いて足の指がどれだけ開けているかを目で確認してください。お腹を引いて腰をのばすともっとふんばりやすくなります。

同じ姿勢で今度は足の指のつけ根だけでふんばります。かかとをできるだけ上げて、全部の指のつけ根を床に押しつけてふんばってみて。ちゃんとかかとが上がっているかを目で見て確認してくださいね。

全部の指でふんばれたら、次は親指のつけ根だけでも、小指のつけ根だけでもふんばってみましょう。小指でふんばるときは指の横ではなく、裏側が床にベターッとつくようにしてくださいね。

1 上体を前に倒して足の裏でふんばる

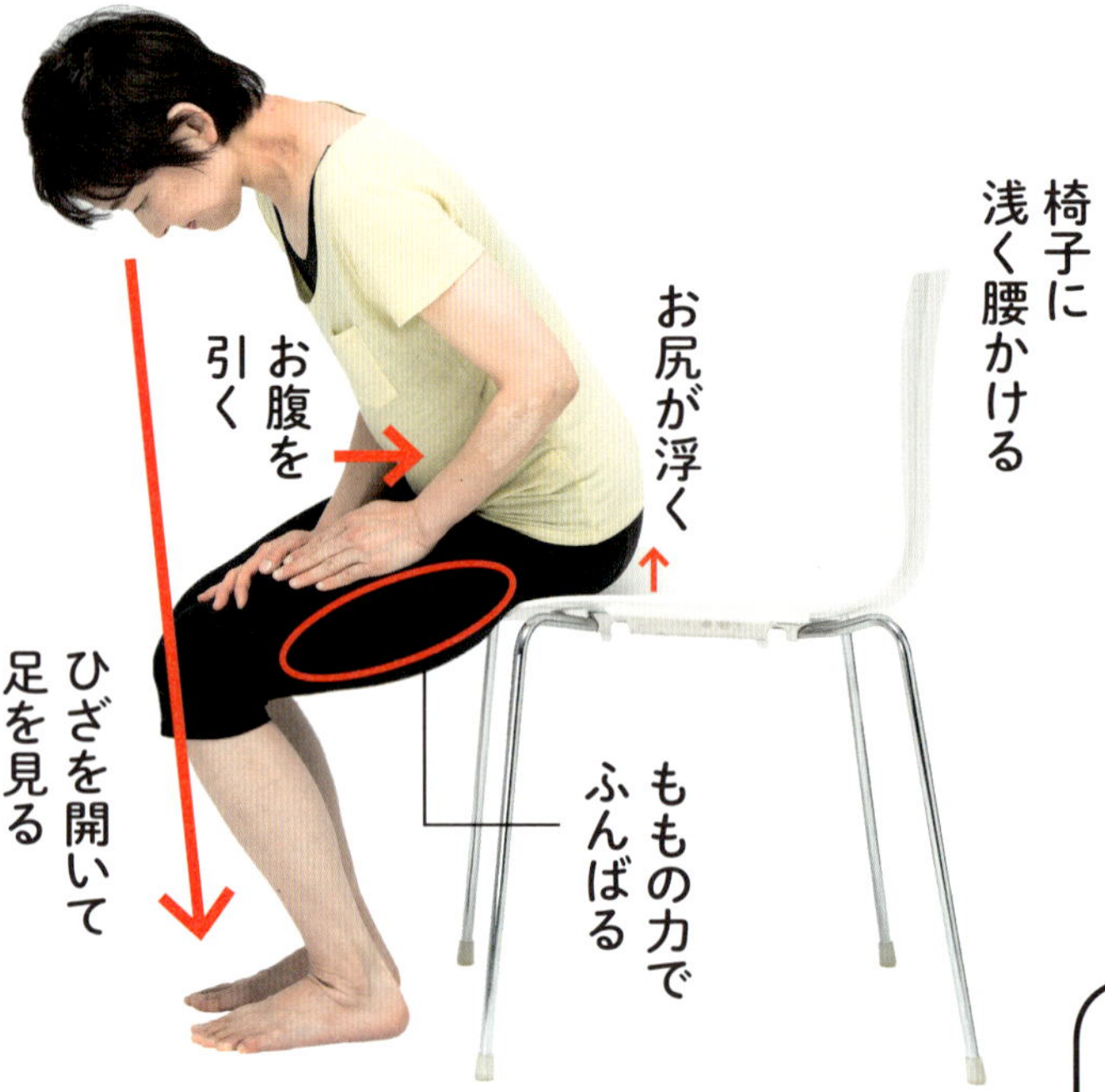
椅子に浅く腰かける
お尻が浮く
ももの力でふんばる
お腹を引く
ひざを開いて足を見る

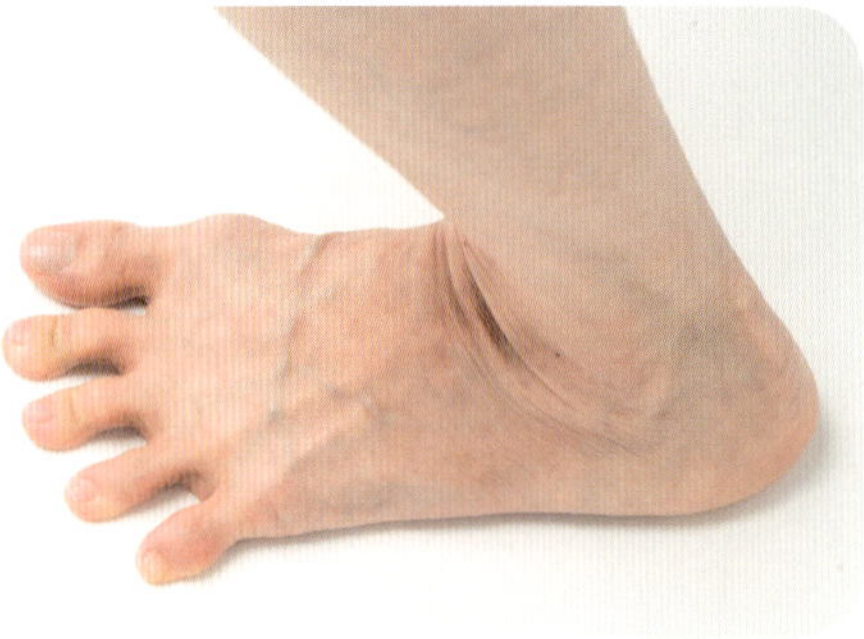

指を開いて足の裏全体でふんばる

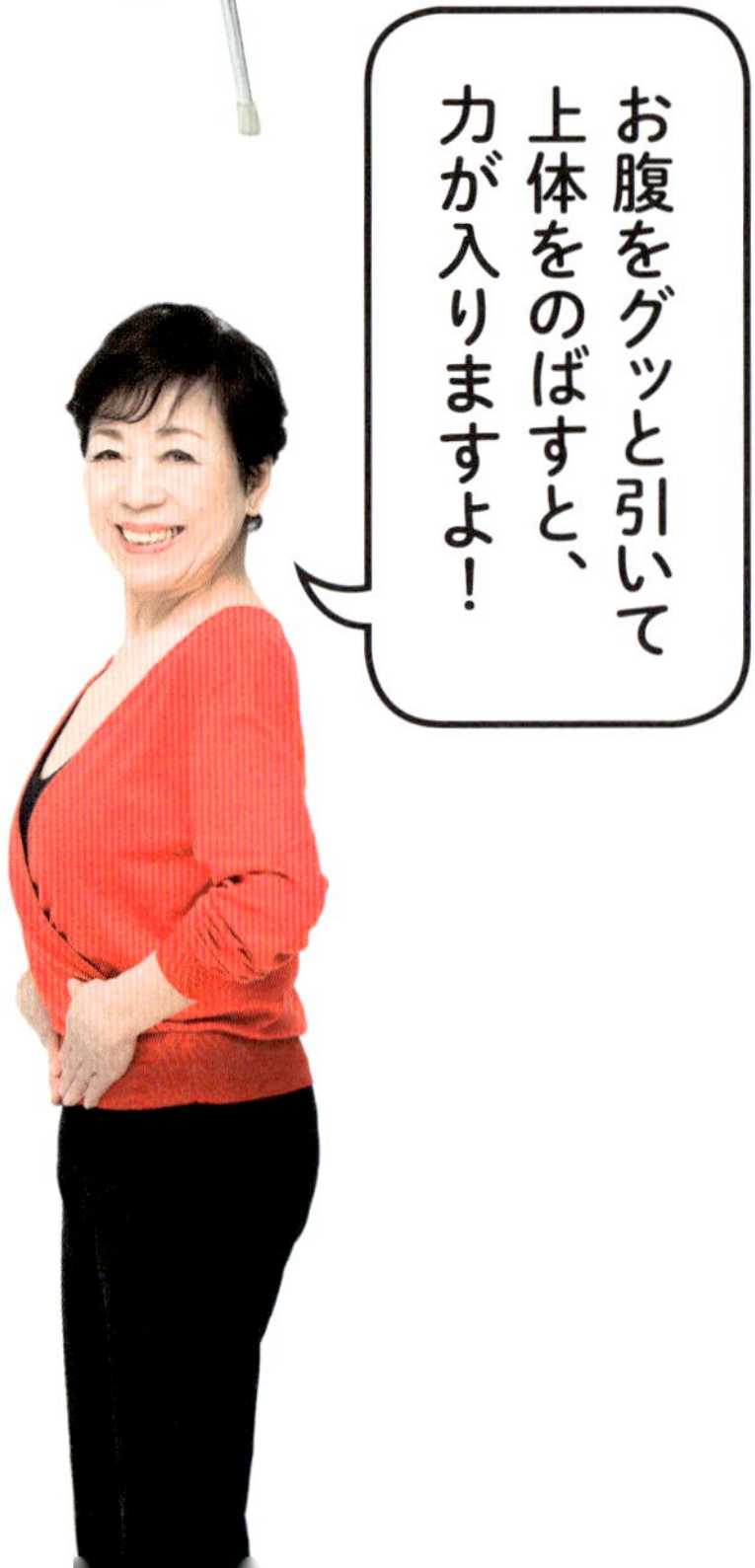
お腹をグッと引いて上体をのばすと、力が入りますよ！

2 かかとを上げて、指のつけ根でふんばる

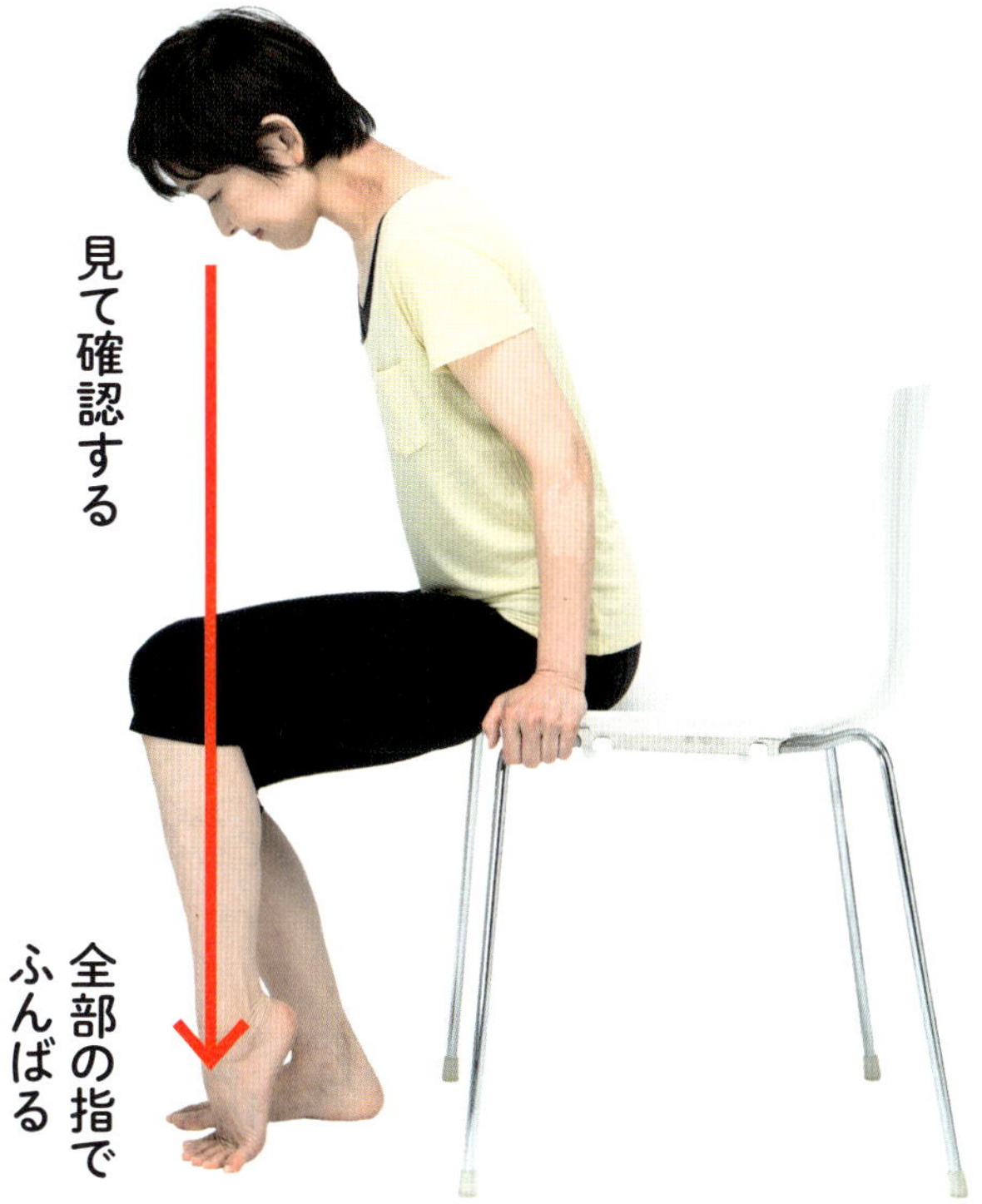

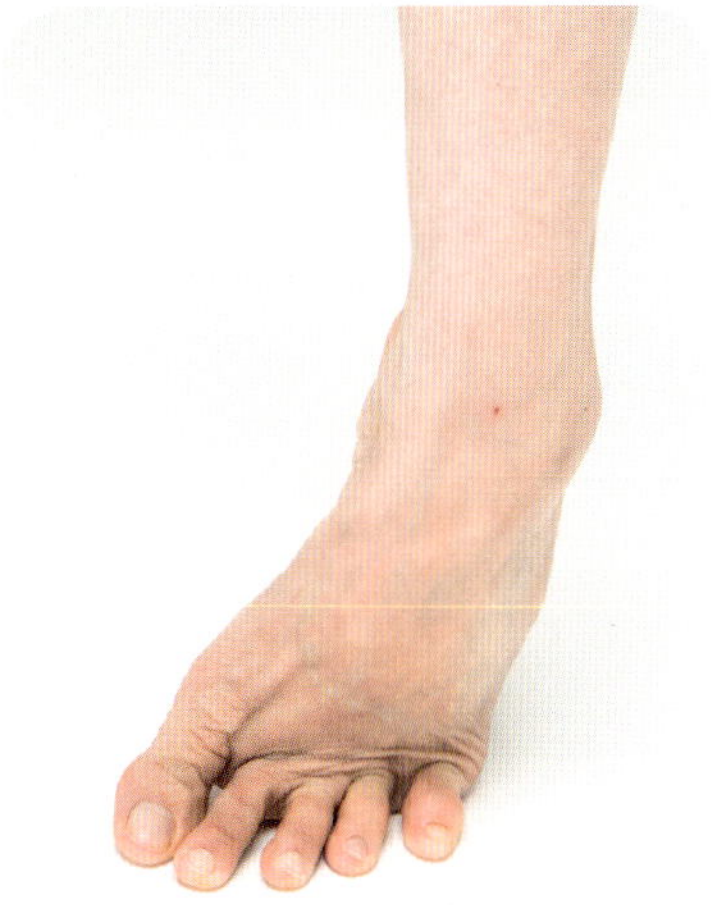

小指だけでふんばる

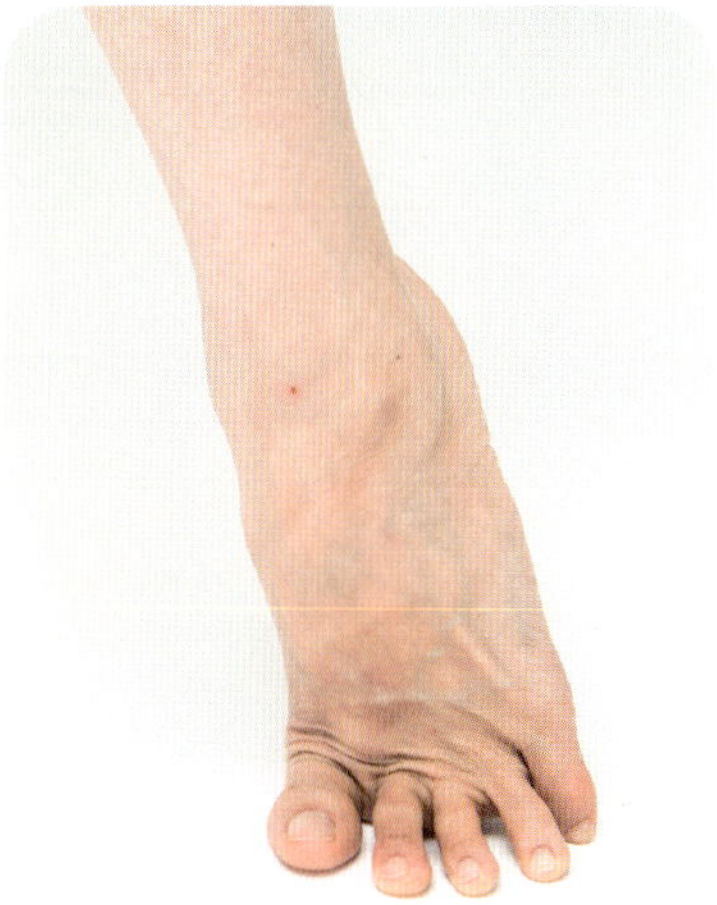

親指だけでふんばる

ひざを曲げて足の指に力を入れる

万が一の支えは大切

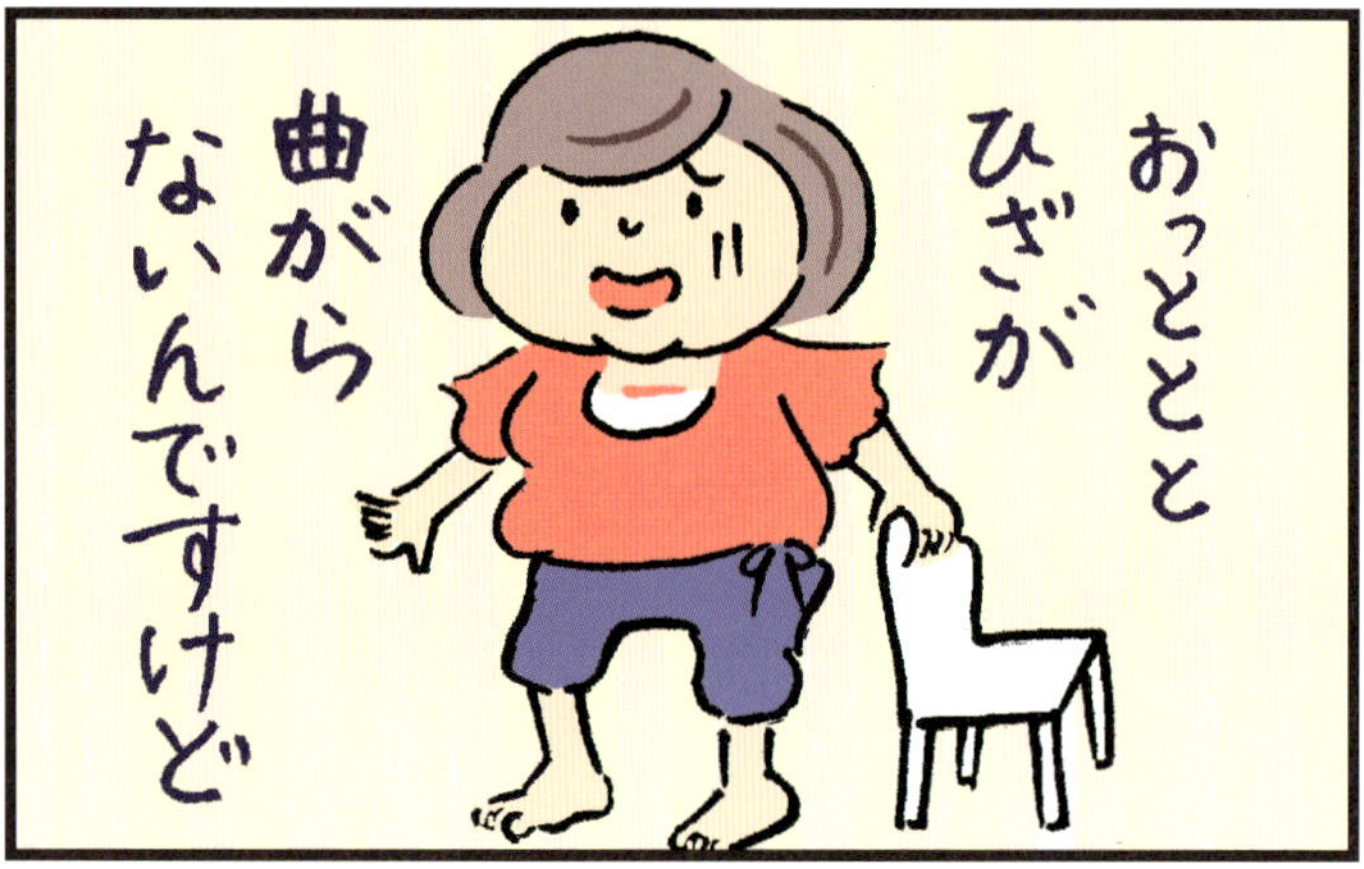
おっととと
ひざが
曲がら
ないんですけど

安定感のあるものにつかまって、転ばないようにしよう!

足首がしなやかに動かないといかにもよぼよぼした歩き方になります

歩くためには足首が大事です。足首は足の指1本1本の筋肉でできています。足の指がしっかり使えていないと足首がしなやかに動きません。よぼよぼした歩き方になりがちです。

足の指でしっかりふんばることができないと、足首が動きにくくなり小股でちょこちょこ歩きになります。転びやすくなるのは、足首が弱って、動きにくくなっているからです。

足の指と足の裏をしっかりと使って足首の曲げのばしをしましょう。ももでもふんばって体を支えてくださいね。

ひざを曲げるという一見かんたんな動作でも、ももで支える、足首をしっかり曲げる、足の指と足の裏でふんばる、これだけのまとまった筋肉の力が必要なのです。もちろん、上体を支えるためにお腹の筋力も必要です。これらの力がつけば、年齢に関係なく大股でさっそうと歩けますよ。

足の指、足の裏に力がつけば足首にもしなやかな力がつき全身が元気になってきますよ。

1 椅子、または壁につかまって立つ

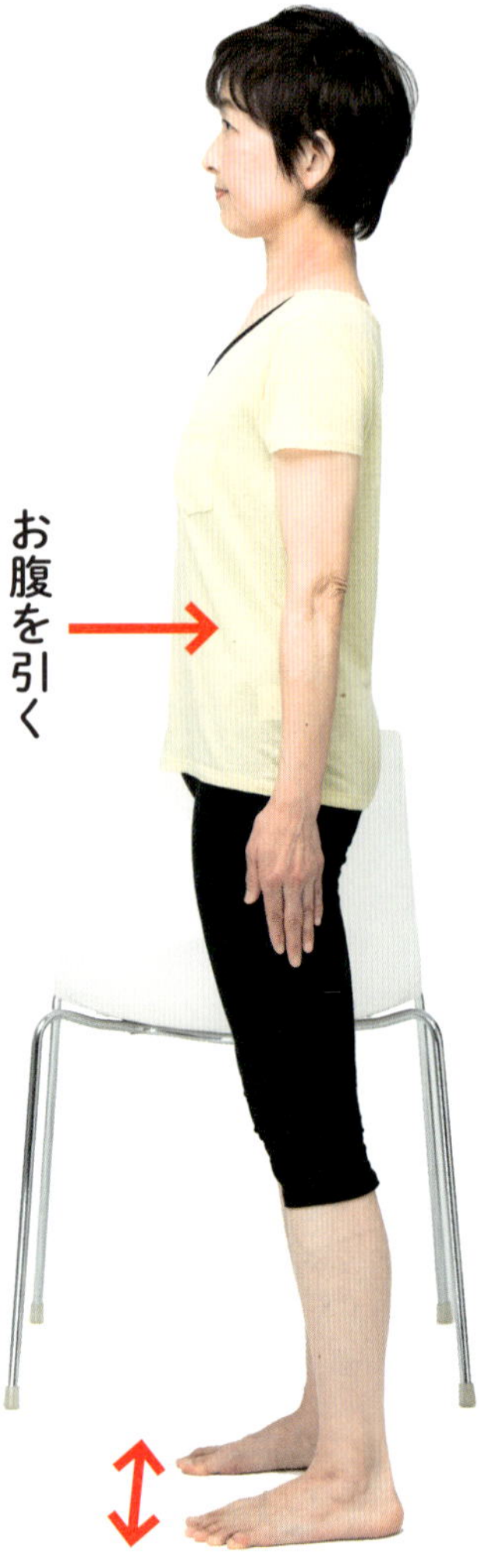
お腹を引く
足の指をまっすぐ前に向け足を肩幅に開く

足の指と裏、すね、ももの筋肉を使っているということを感じ取ってね

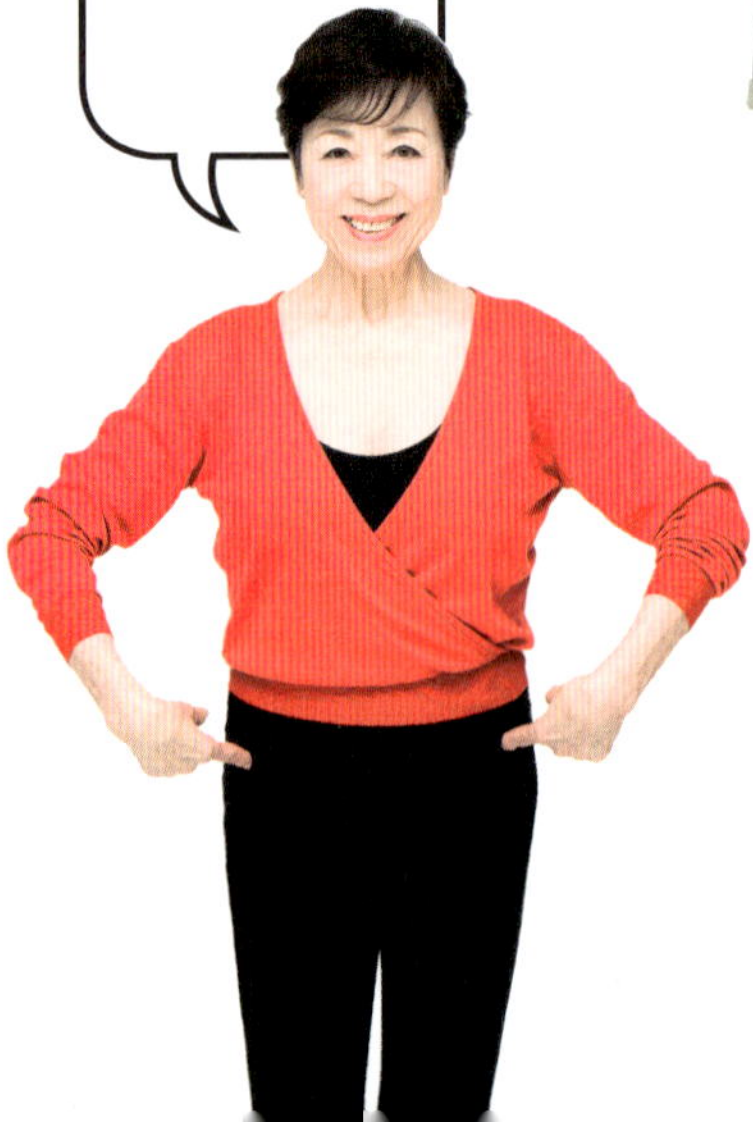

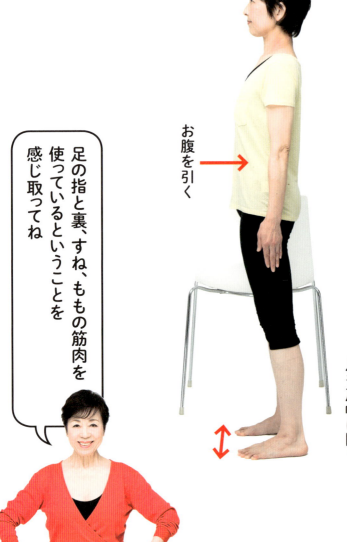

2 ひざを曲げて足の指、足の裏に力を入れる

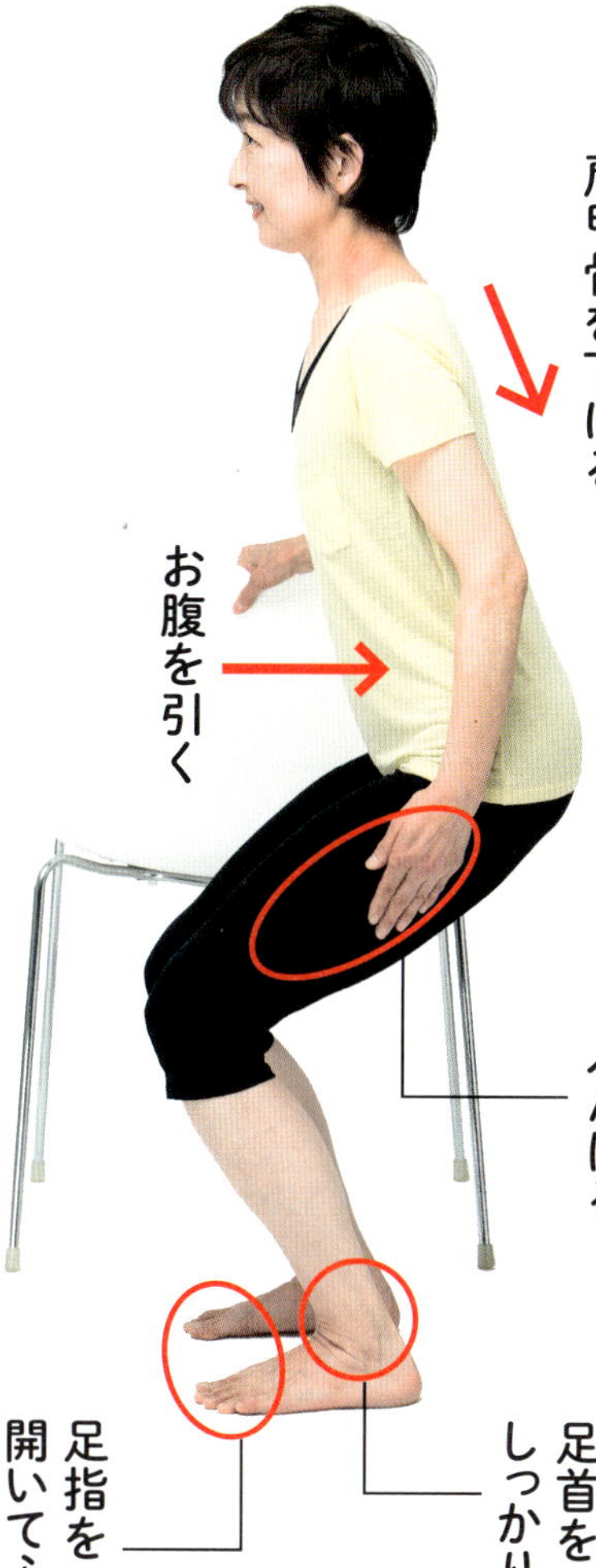
肩甲骨を下げる
お腹を引く
ももでふんばる
足首をしっかり曲げる
足指を開いてふんばる

イスに座ってひざを開閉する

股関節が弱ってしまうと…

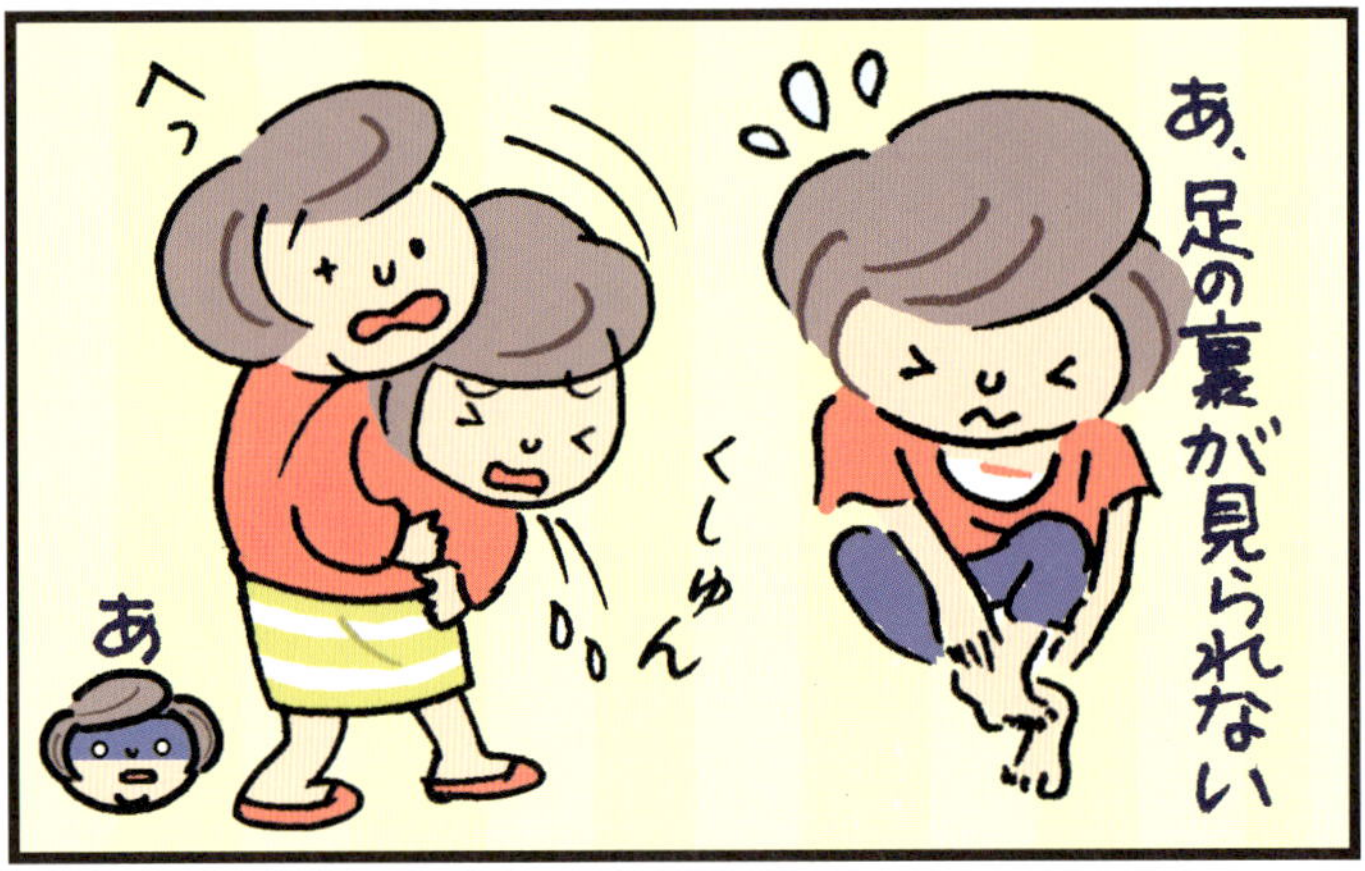

足の裏を見られず、O脚、尿漏れになる可能性も。

自分の足の裏を見られないのは股関節が原因かも

自分の足の裏を鏡を使わずに見ることができますか？　足の裏を見るのって意外と大変でしょ？　足の裏を見られないのは股関節の動きが悪いことも原因のひとつです。股関節が自由に動かなければ、股関節を開いて、ひざを曲げて、足首をのばして足の裏を見ることは難しいのです。

股関節は歩くために絶対に必要な関節ですよね。股関節が痛めば足を前に出すことができませんから。

股関節は脚を前後、左右に動かしたりまわしたりする筋肉で支えられています。股関節につながる脚の内側の筋肉はまっすぐに立つための筋肉です。ここが弱ればO脚になったりひざを閉じられなくなったり、尿漏れの原因にもなりがちです。

次のページで紹介するように、足の指と足の裏をべたっと床につけ、ふんばったままで股関節やももの内側の筋肉に意識を向けてしっかりと動かしてください。ひざを閉じた時はとくに小指、開いた時は親指に力を入れます。

1 足を大きく開いて座る

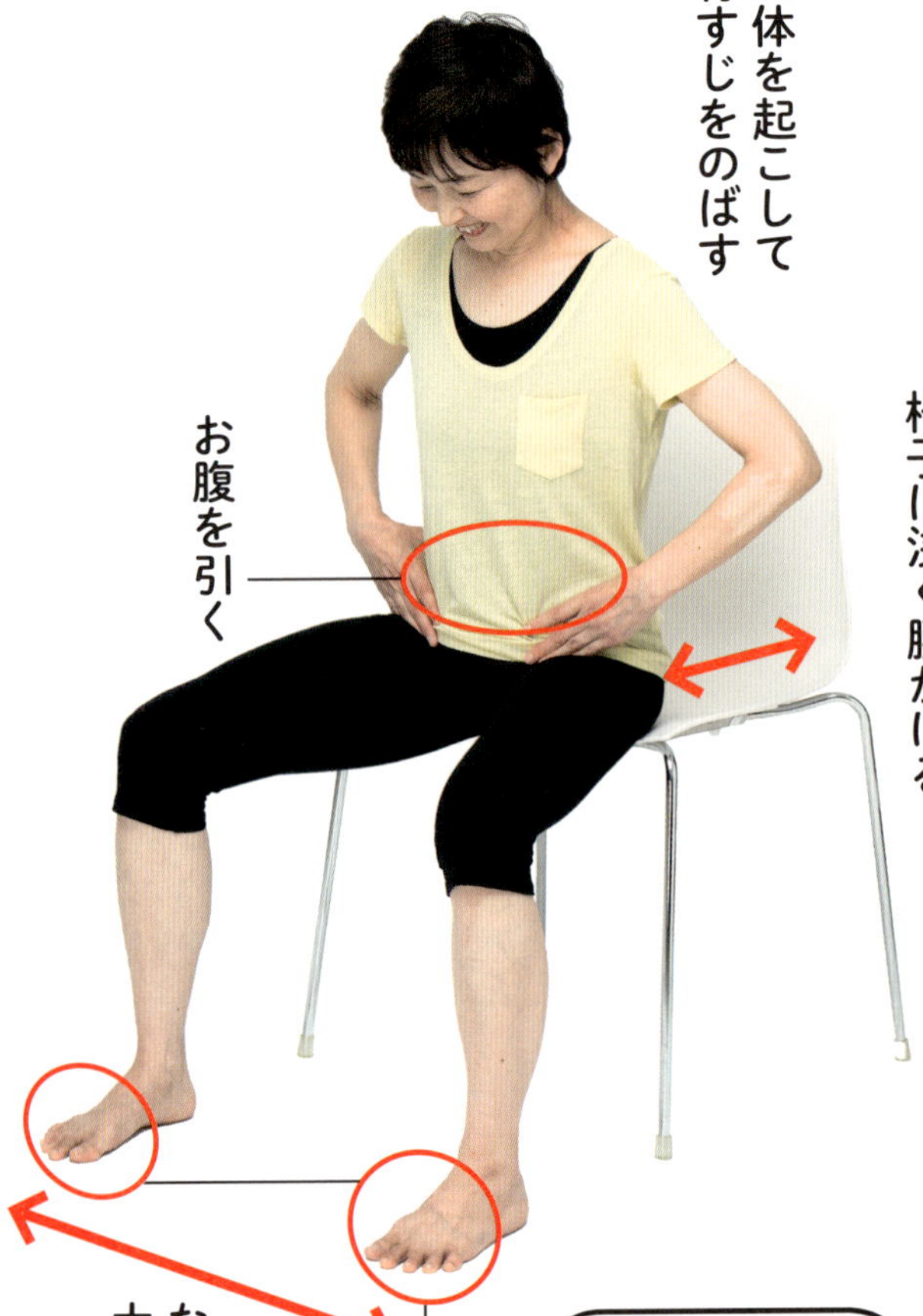
椅子に浅く腰かける
上体を起こして
背すじをのばす
お腹を引く
親指に力を入れる
なるべく
大きく開く

ももの内側をしっかり
使ったと感じ取れるまで
ひざを閉じていてね
背すじはぴしっとのばして!

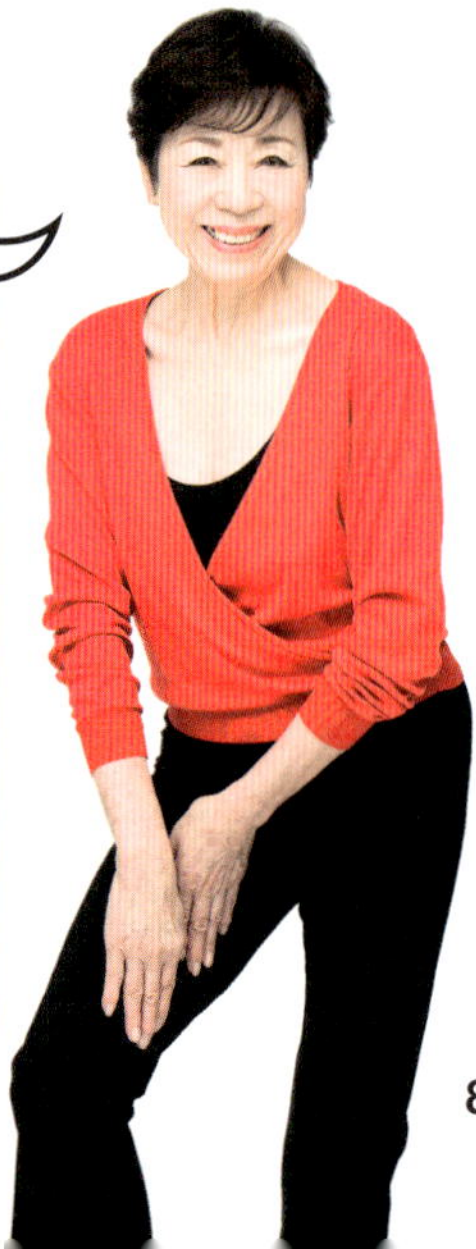

2 ももの内側に力を入れて、ひざを閉じる

1に戻ってくり返す

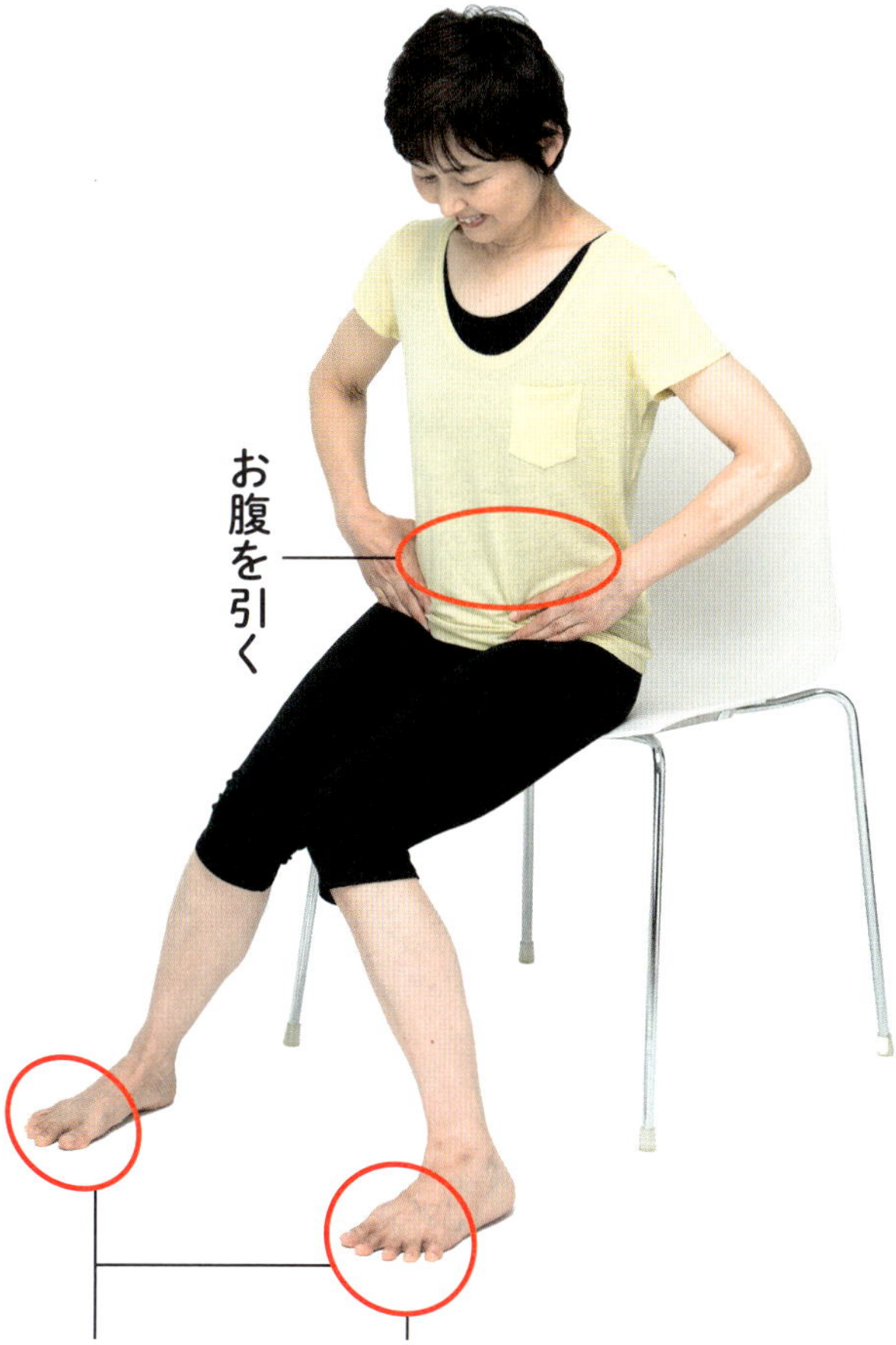
お腹を引く
小指に力を入れる
足の裏はつけたまま、指はまっすぐ前に向ける

足の裏でふんばって上体をねじる

座っているときにいつでもやってみよう

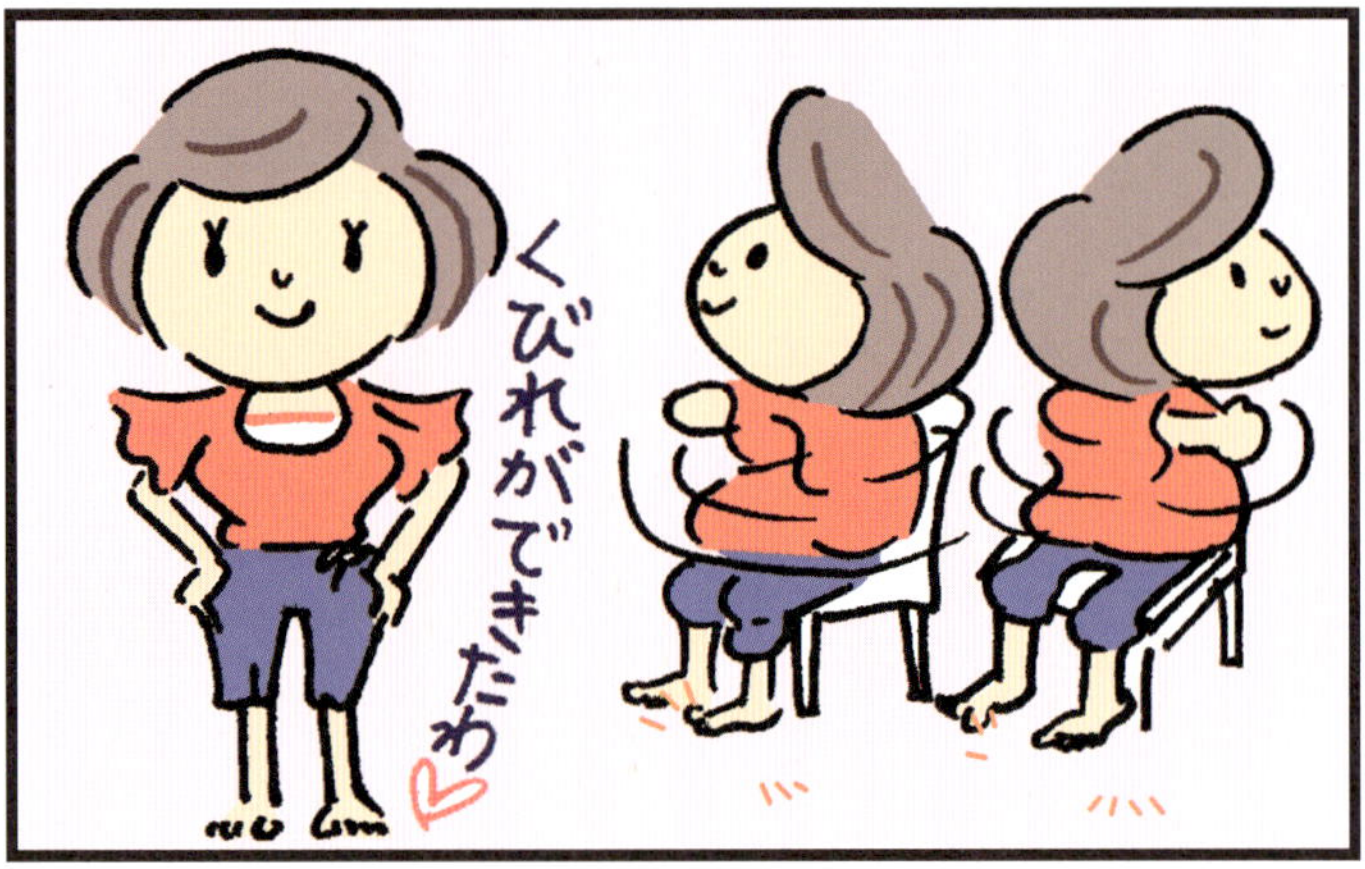

意外なことに足の裏の力が必要な動き。ついでにくびれもできますよ〜！

体をねじると足の裏もねじれる。この感覚を感じ取って

上半身をねじることと、足の指、裏は関係がないように思いますか？　関係は大アリです。なぜなら、体中の筋肉はすべてつながっていて、連動しているからです。次のページに紹介する動き方なら、それを深く感じ取ることができます。

体をねじるときはお腹は正面を向いたまま、足の指、裏でふんばって、ももに力を入れ、お尻がずれないように、上半身をウエストからねじります。意識を向けて、使っている筋肉を感じ取りながらゆっくり動いてみると、体中がつながっていることがわかりますよ。

右にねじる時は右足、左にねじる時は左足でふんばります。肩を下げて、首を長くして、目でねじっている方向をしっかりと見ます。

足の指や裏で全方向にふんばれる力がつけば、ちょっとつまずいたくらいでは転ばないようになります。そして全身に力がついて、美しい姿勢で歩けるようになりますよ。

1 浅く腰かけ、ひじを開いて腕を胸の高さにする

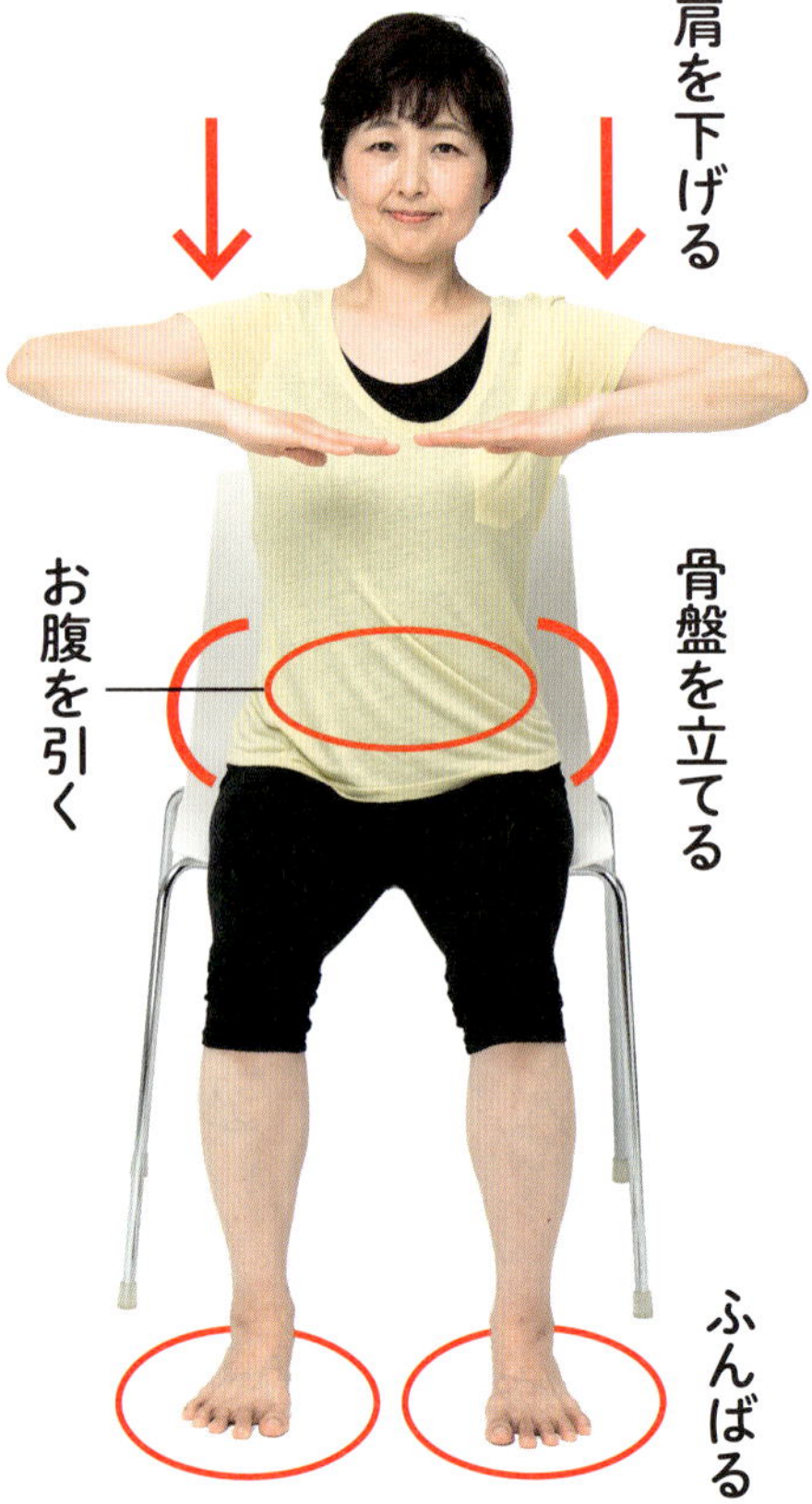

肩を下げる
お腹を引く
骨盤を立てる
ふんばる

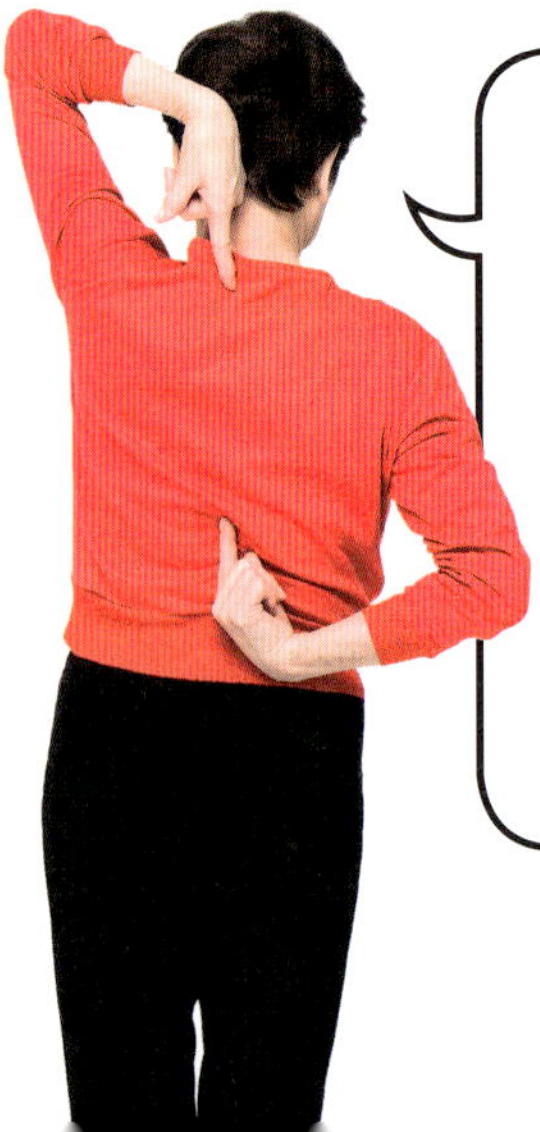

足の裏と背骨を同時に使っていることを感じるのよ

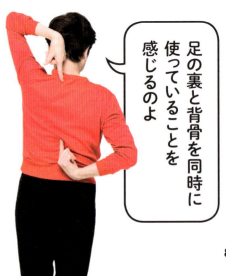

2 手の高さを保ったまま、上体を左右にねじる

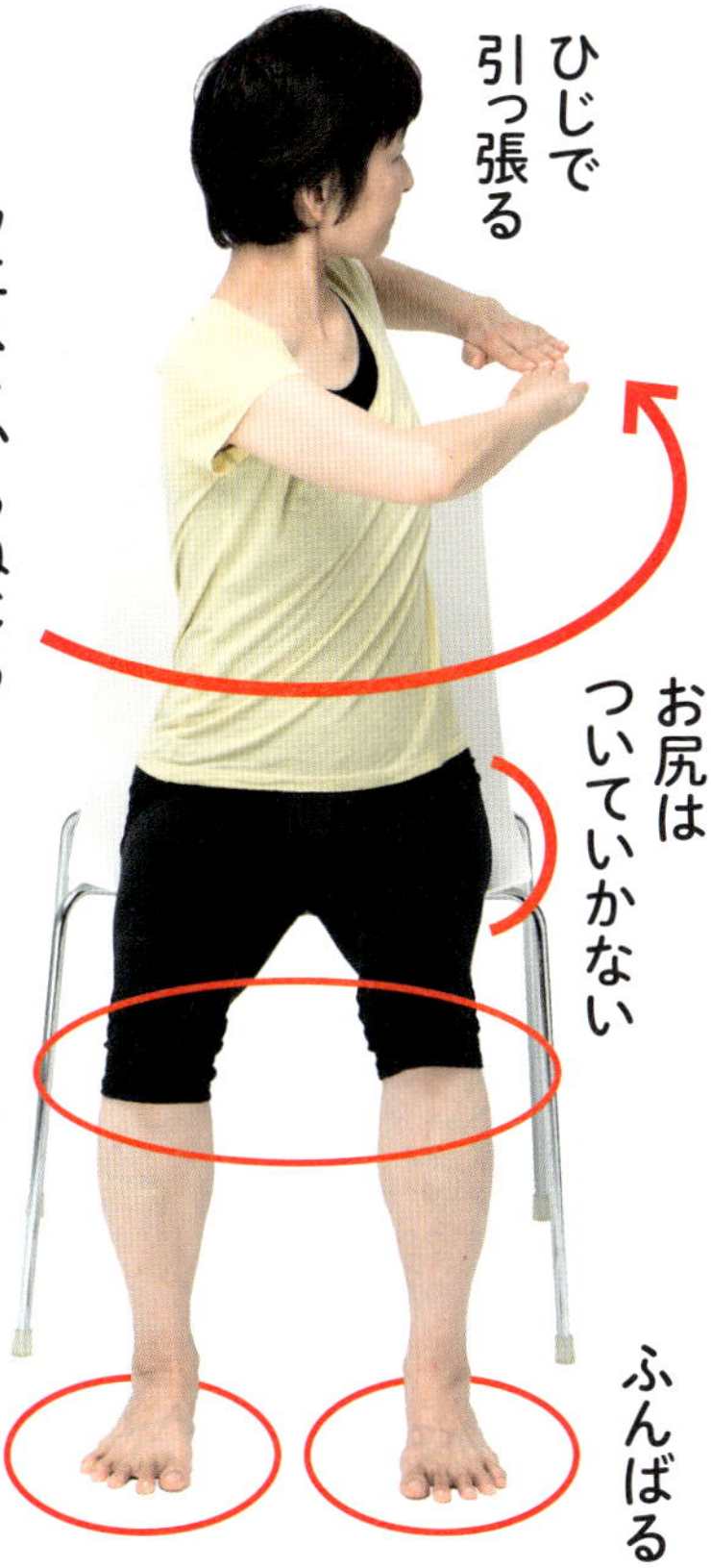
ひじで引っ張る
ウエストからねじる
お尻はついていかない
ひざは動かさない
ふんばる

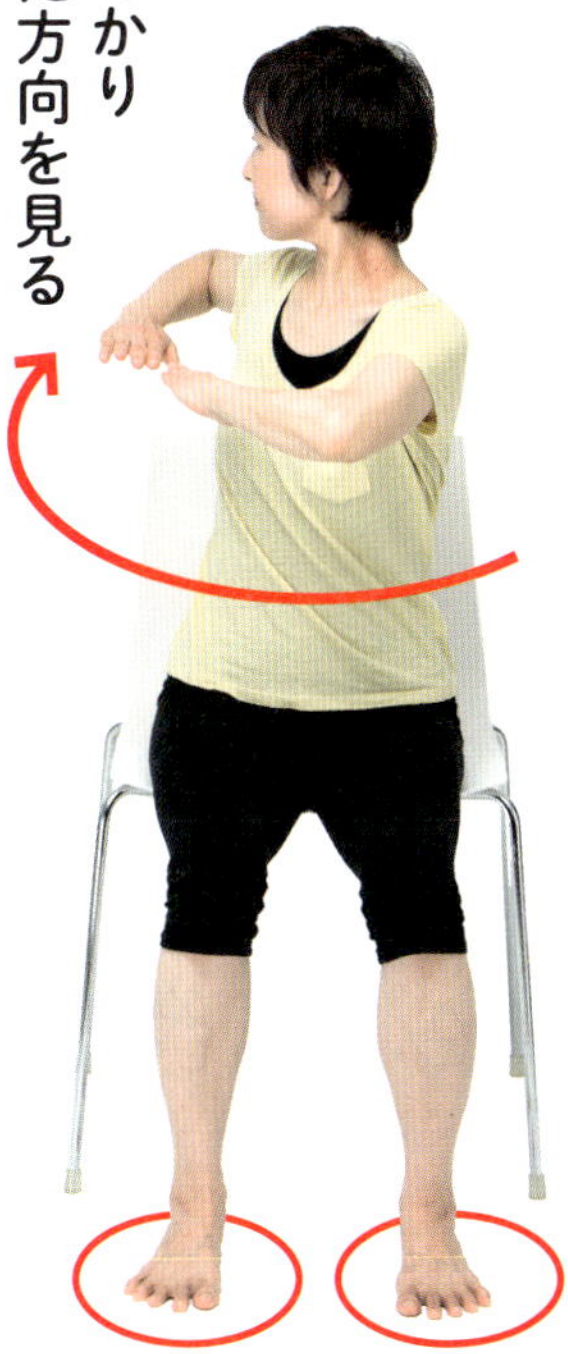
目でしっかりねじった方向を見る
ふんばる

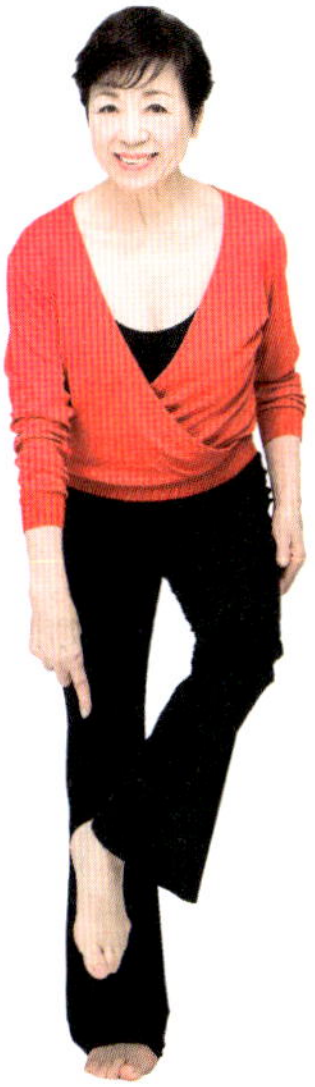

右にねじるなら右足、左にねじるなら左足でぐっとふんばってそのまま20秒キープしてね！

イスに座って ももを交互に 上げる

考えすぎると、動きが難しくなります

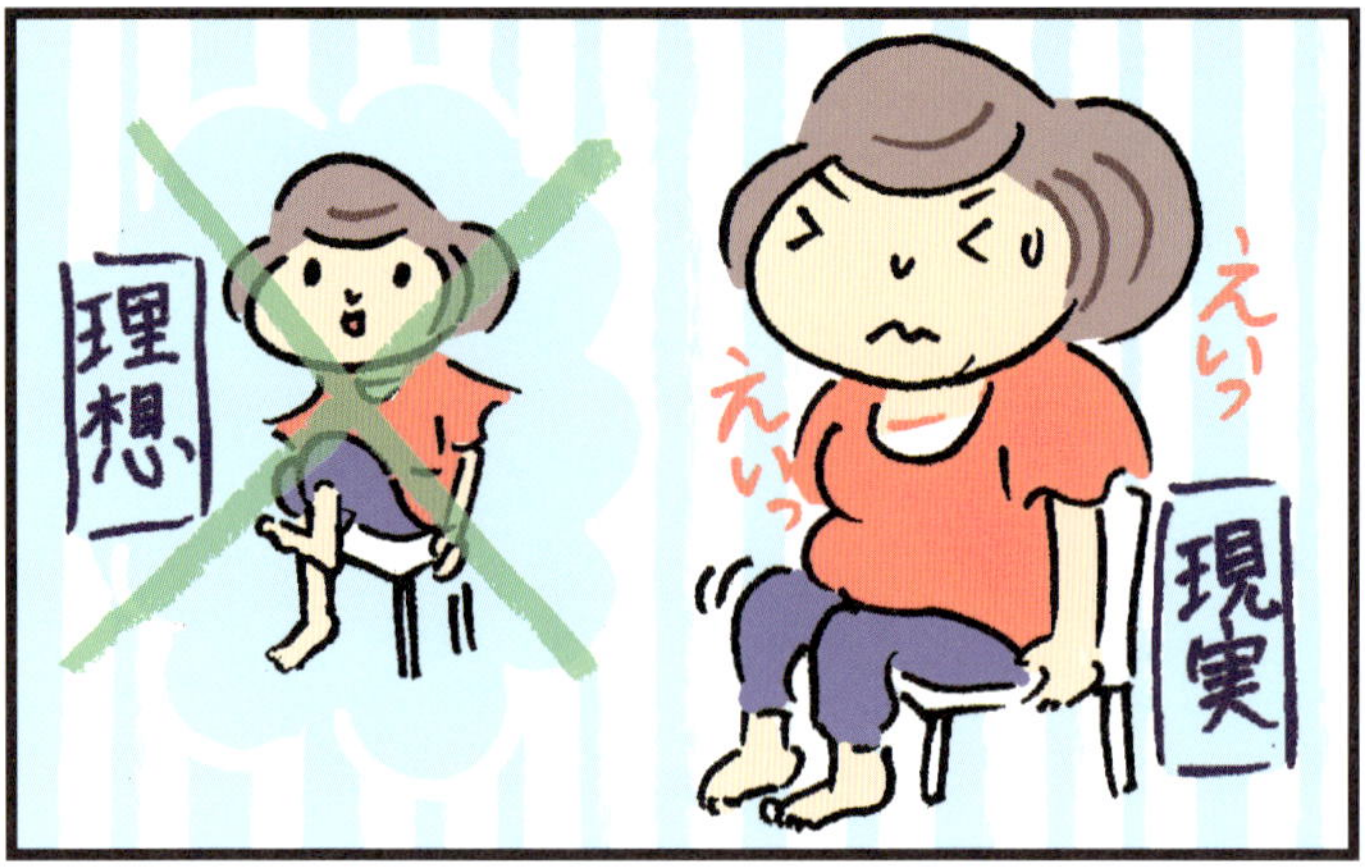

タ・タン、というリズムで床に片足ずつ下ろすようにすれば大丈夫。

つながっている筋肉を意識して動かしましょう

いつまでも歩けるようにと願いを込めて、毎日ウォーキングをしている人が多いかもしれません。けれど、ただ歩くだけではあまり効果がありません。意識を向けて足の指と裏で地面をしっかり踏みしめて、足首を曲げて、ひざをのばして、脚力を使うからこそ歩ける体になるのです。

足の指と裏を刺激するだけで本当に一生歩けるようになるの？と聞かれたら、もちろん答えはイエスです。足の指や裏は、ふくらはぎやもも（＝脚）とつながっていて、足の指や裏の筋肉を使って歩くことで歩ける筋肉を育てることができ、ひざや股関節など、各関節を支えている筋肉のしなやかさを保つことができるのです。

次のページで紹介する動きのように、座ってももを交互に上げると、ももやお腹の筋肉に力がついてきます。両足を床から離して上げる、ももを入れ替えるときには、とくにももの前側の筋肉に力がつきます。

脚の力が弱っている人は、はじめはイスの背もたれに寄りかかって行ってもいいですよ。

1

左ももを上げる

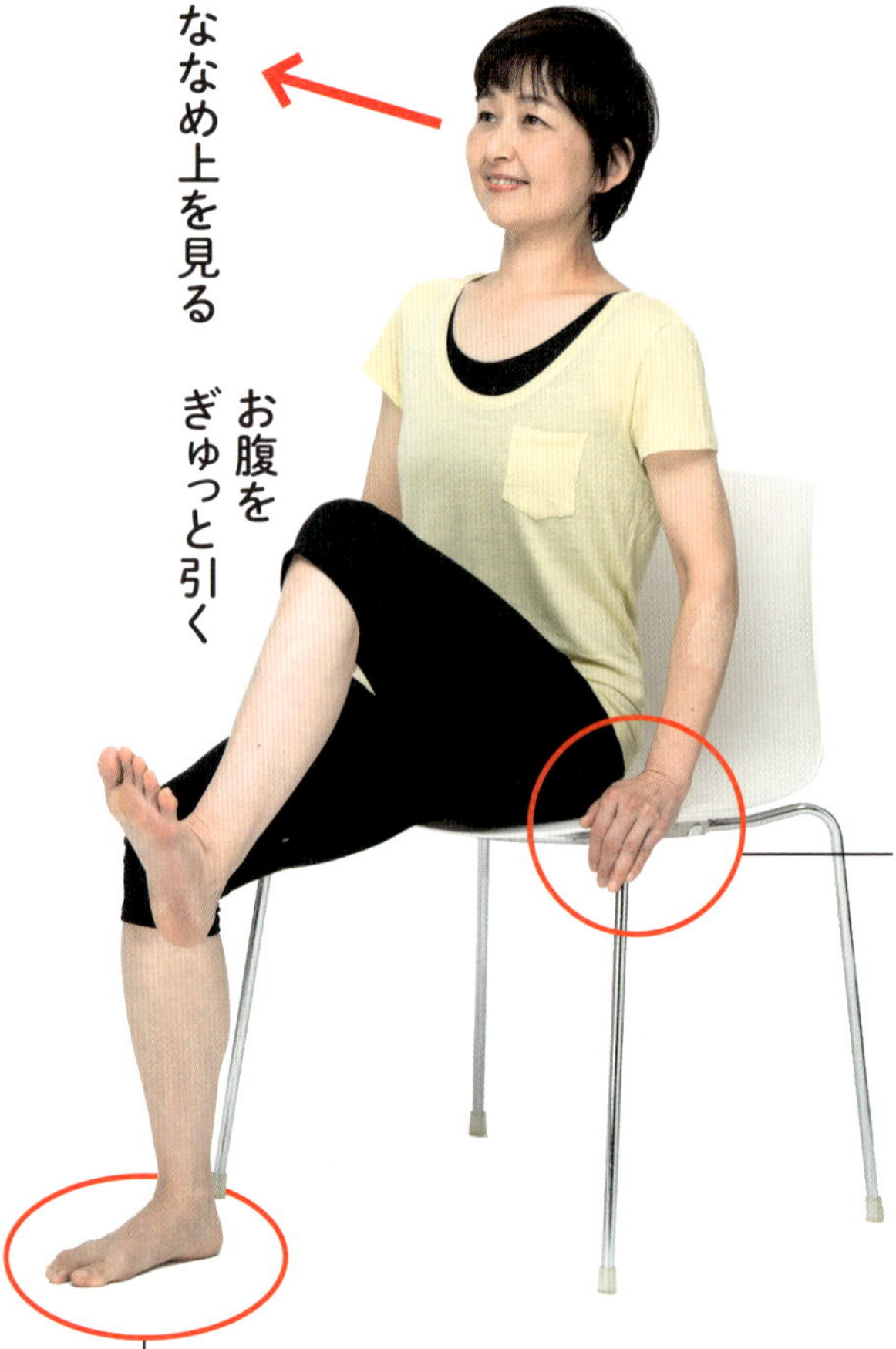
椅子につかまる
お腹をぎゅっと引く
ななめ上を見る
足の指、裏をぴたっと床につける

2 左脚と入れ替えるように右ももを上げる 左、右交互にくり返す

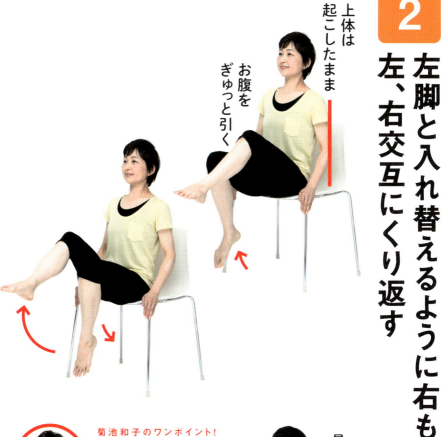

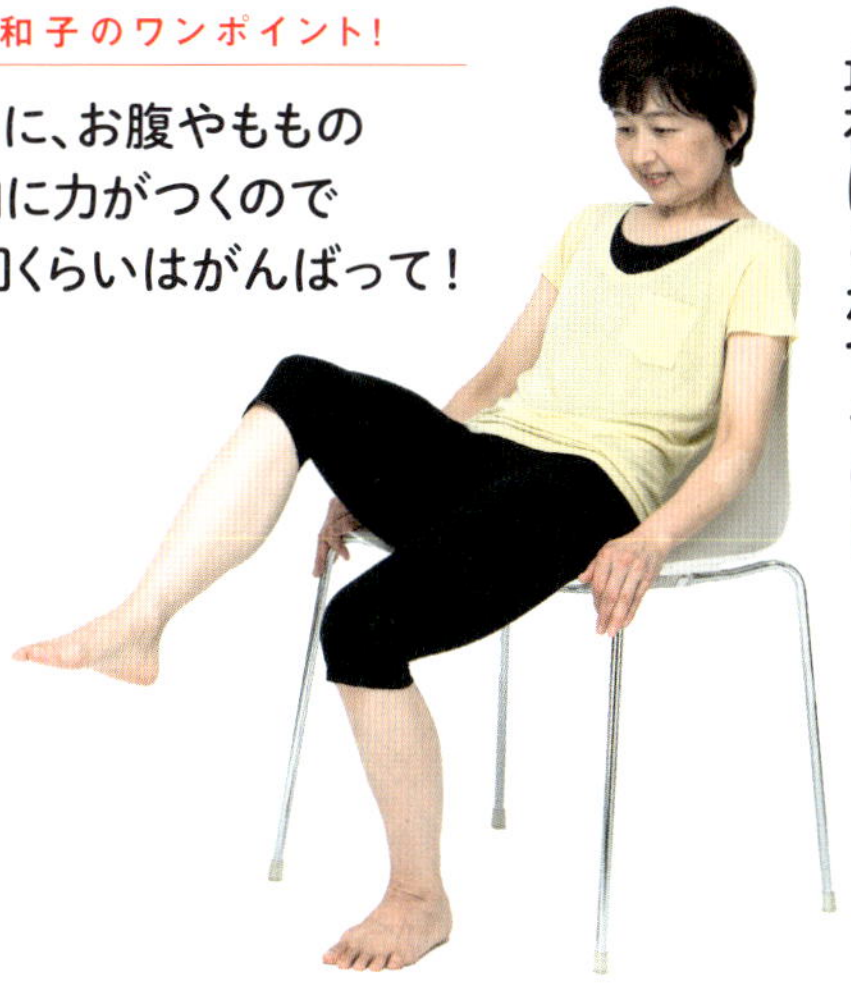

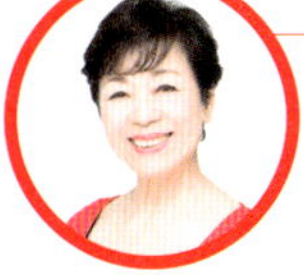

菊池和子のワンポイント!

相当に、お腹やももの
筋肉に力がつくので
20回くらいはがんばって!

足の指と裏でふんばって肩を大きくまわす

早とちりは禁物

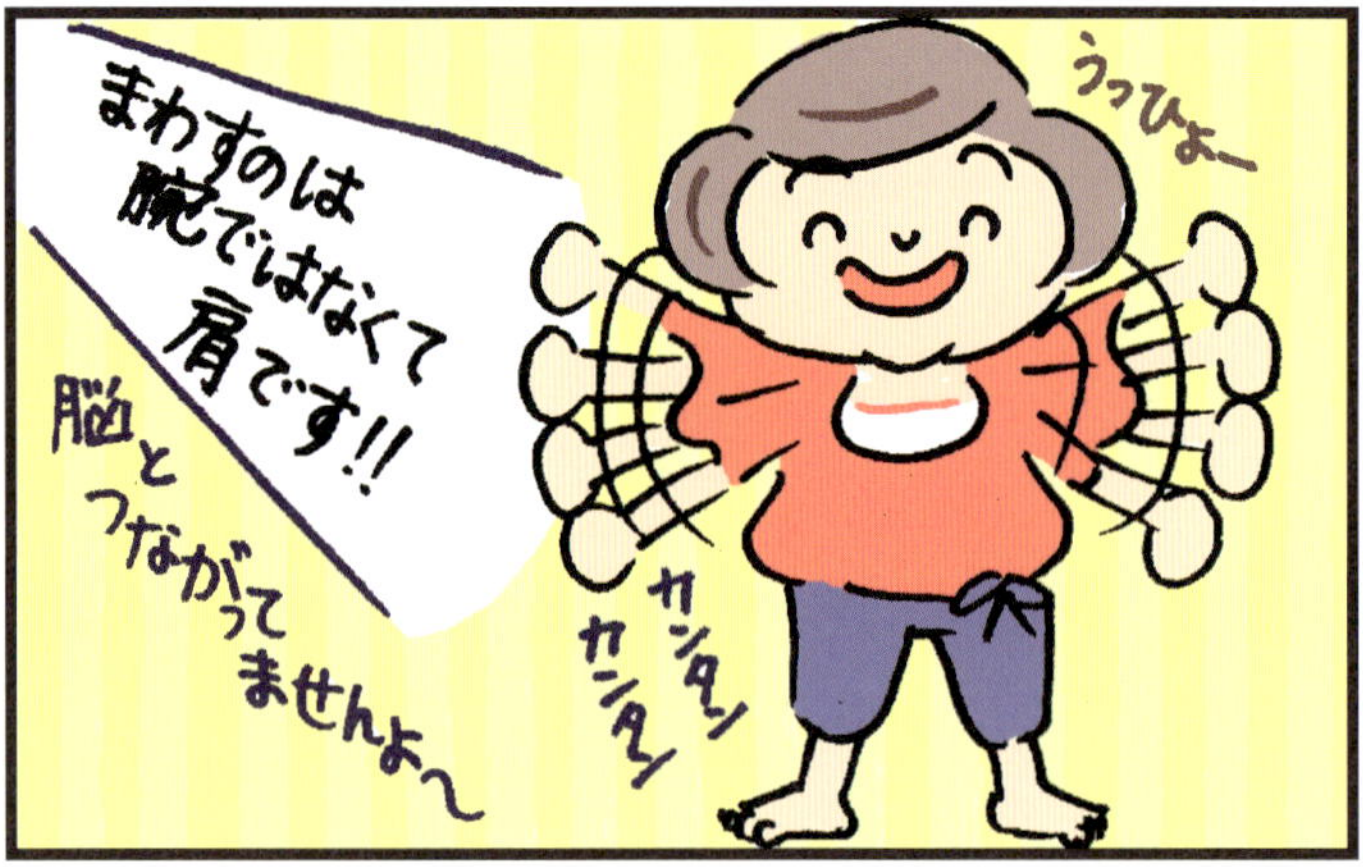
まわすのは腕ではなくて肩です!!
脳とつながってませんよ〜
うっひょー
カンタンカンタン

「これでも動く」なんて言わないで。地味に見える動きにも理由があります。

足の指と裏でふんばると肩だって全身でまわせます

体を動かして足の裏を刺激する最後は肩まわしです。肩と足の裏はずいぶん離れたところにありますが、足の裏と肩や肩甲骨のまわりの筋肉もつながっています。

立って肩をゆ～っくり、じ～っくりまわします。次に足の指や裏に意識を向けてふんばってまわすと、全身の筋肉で肩をまわせているのをはっきり感じ取ることができます。肩をまわすと言っても、ぐるぐると勢いでまわさないでくださいね。ふんばったままで、肩を上げる、肩をうしろへ動かす、そこから肩を下ろしながら前に動かすという動作を、ひとつひとつていねいにやってください。

すると、肩を上げたときには足の裏がちょっと浮いた感じになり、肩をゆっくりと動かしていくと足の裏の、ふんばっている場所が少しずつ変わっていくのがわかります。それくらい足の裏と肩、肩甲骨まわりの筋肉はつながっているのです。

足の指と裏の感覚がよくわからないときは、手でさわったり動かしたりしてからもう一度まわしてみてください。全身の筋肉に力がつきますよ。

1 足の裏を感じて立つ

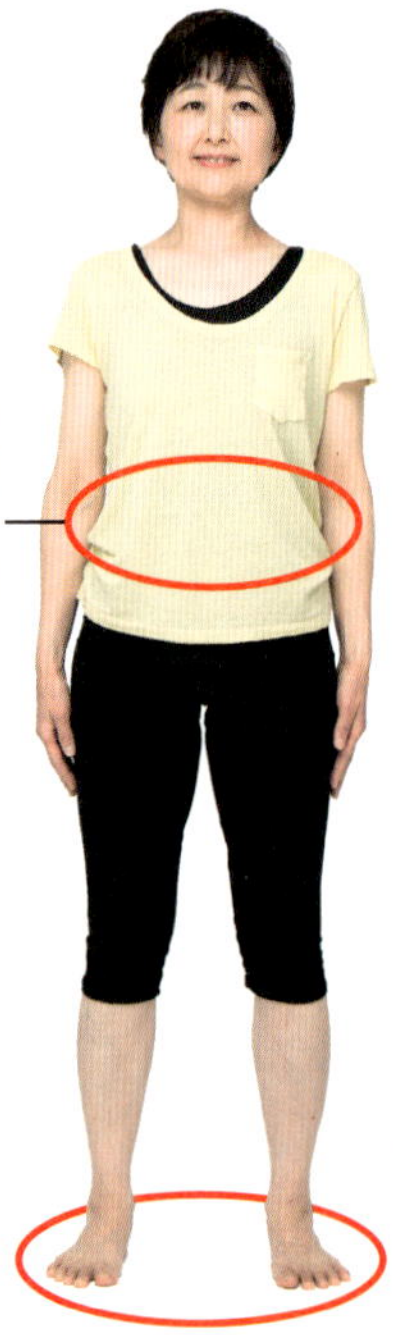

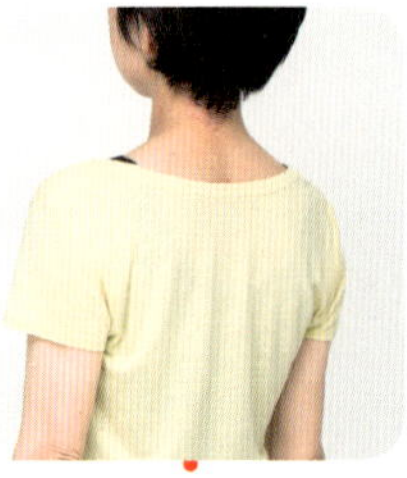

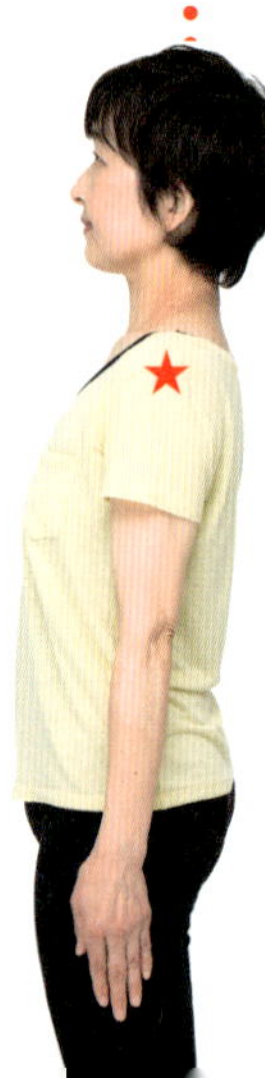

2 お腹を引いて肩をぎゅっと上げる

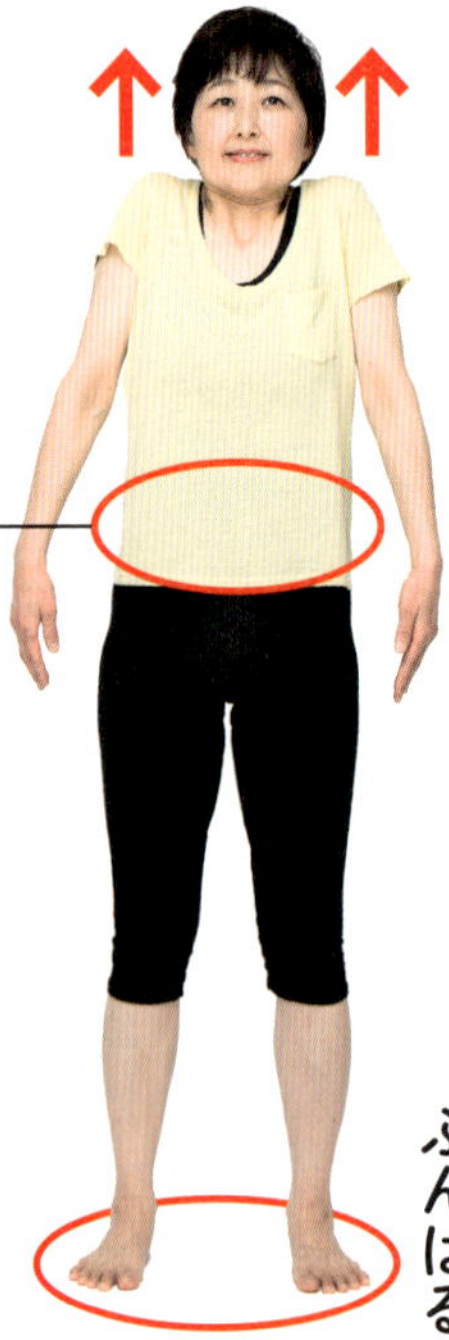

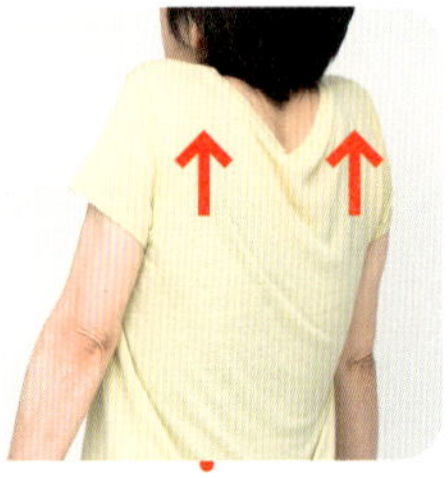

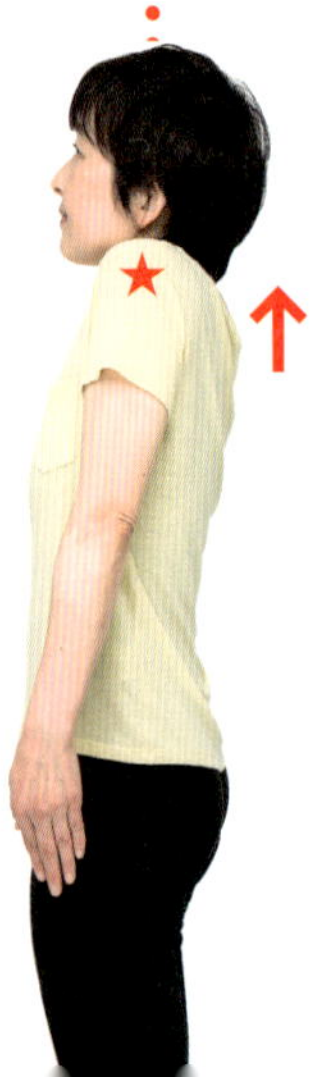

3 肩をうしろに動かして肩甲骨を寄せる

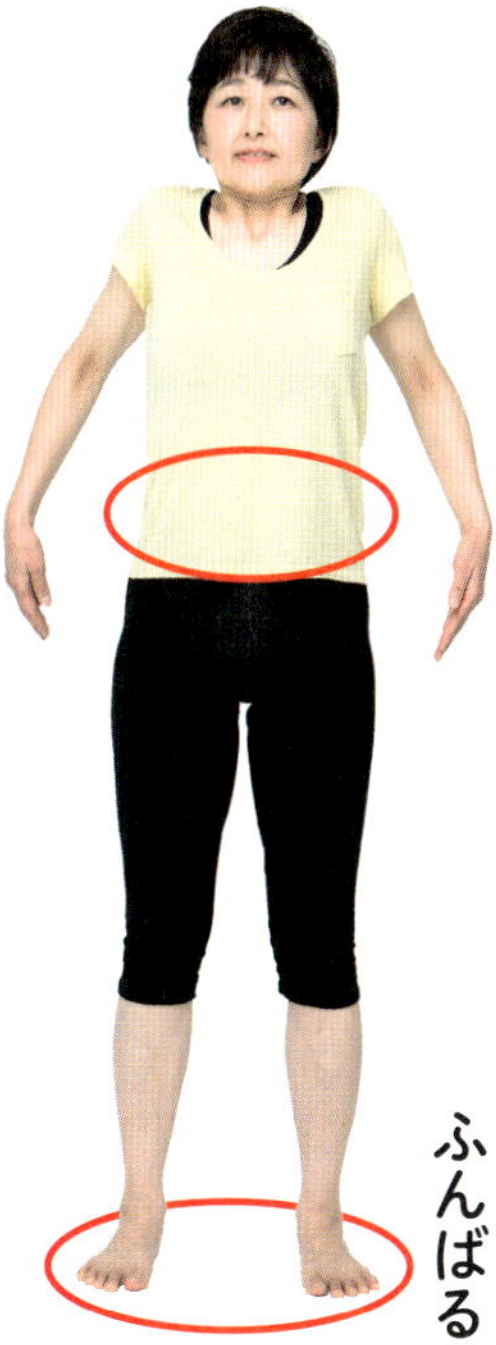
ふんばる

4 ひじで弧を描くように肩を大きくまわす

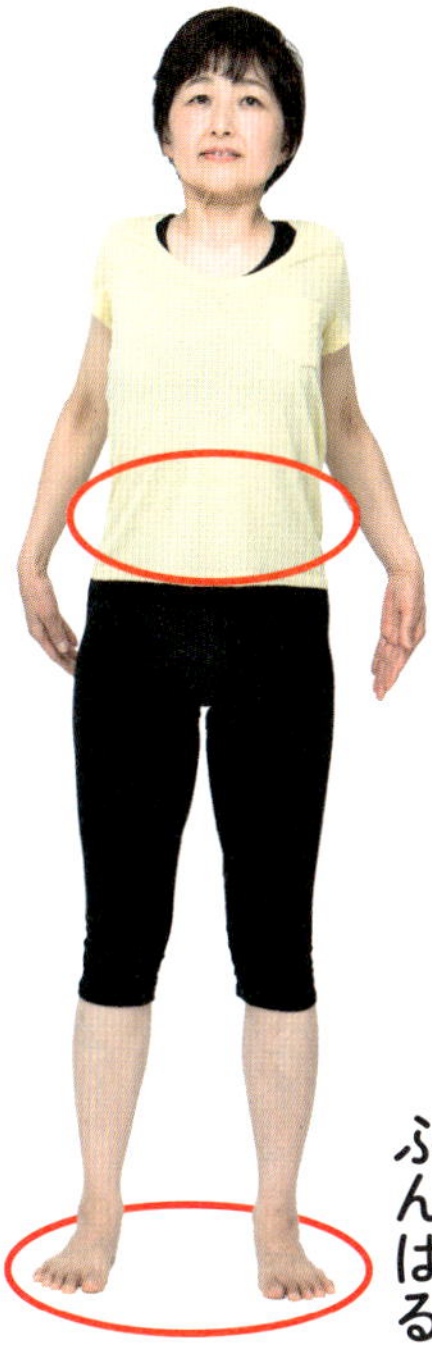
ふんばる

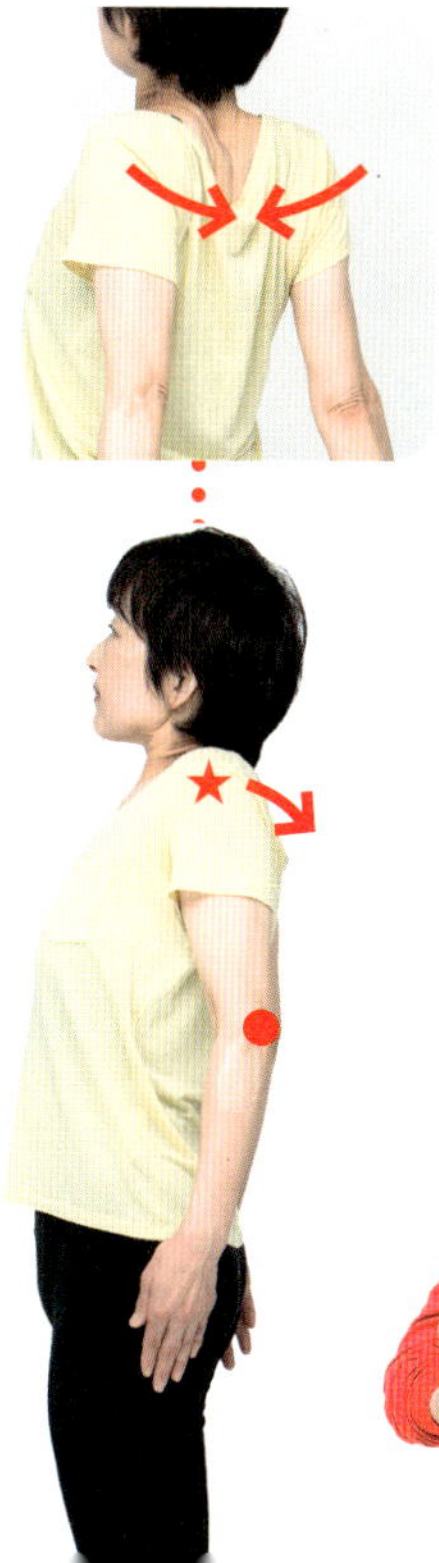

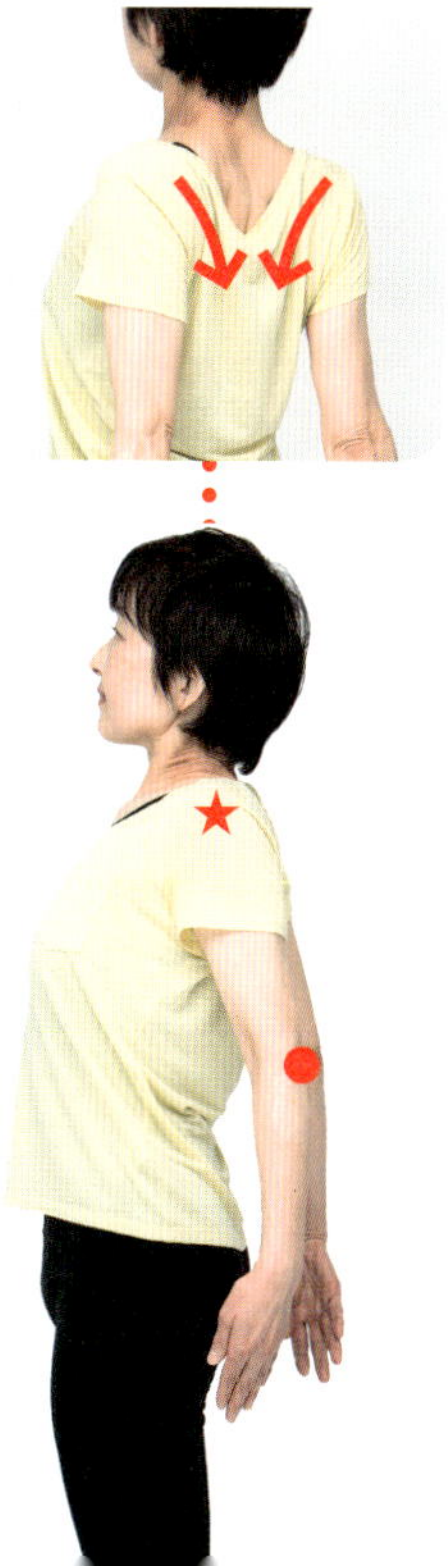

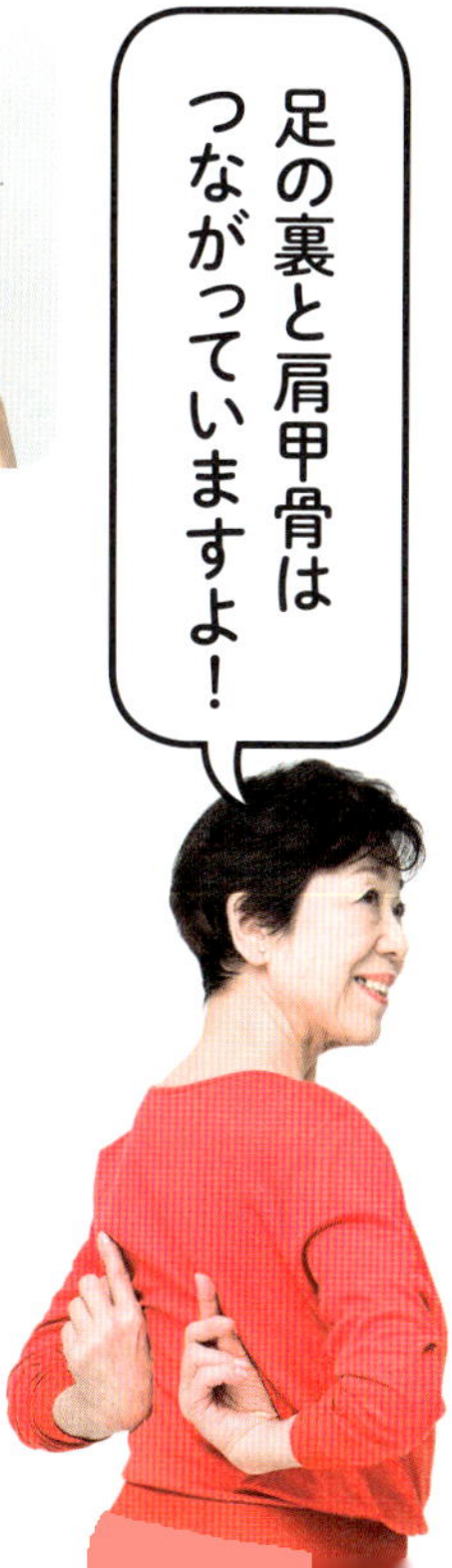
足の裏と肩甲骨はつながっていますよ！

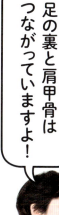

さあ、歩いてみよう!

足をよみがえらせる歩き方

足が着地してから離れるまでの重心移動をなめらかにするには、肩甲骨を下げてお腹を引き、猫背にならないことがポイントです。

1 一歩踏み出し、かかとで着地する

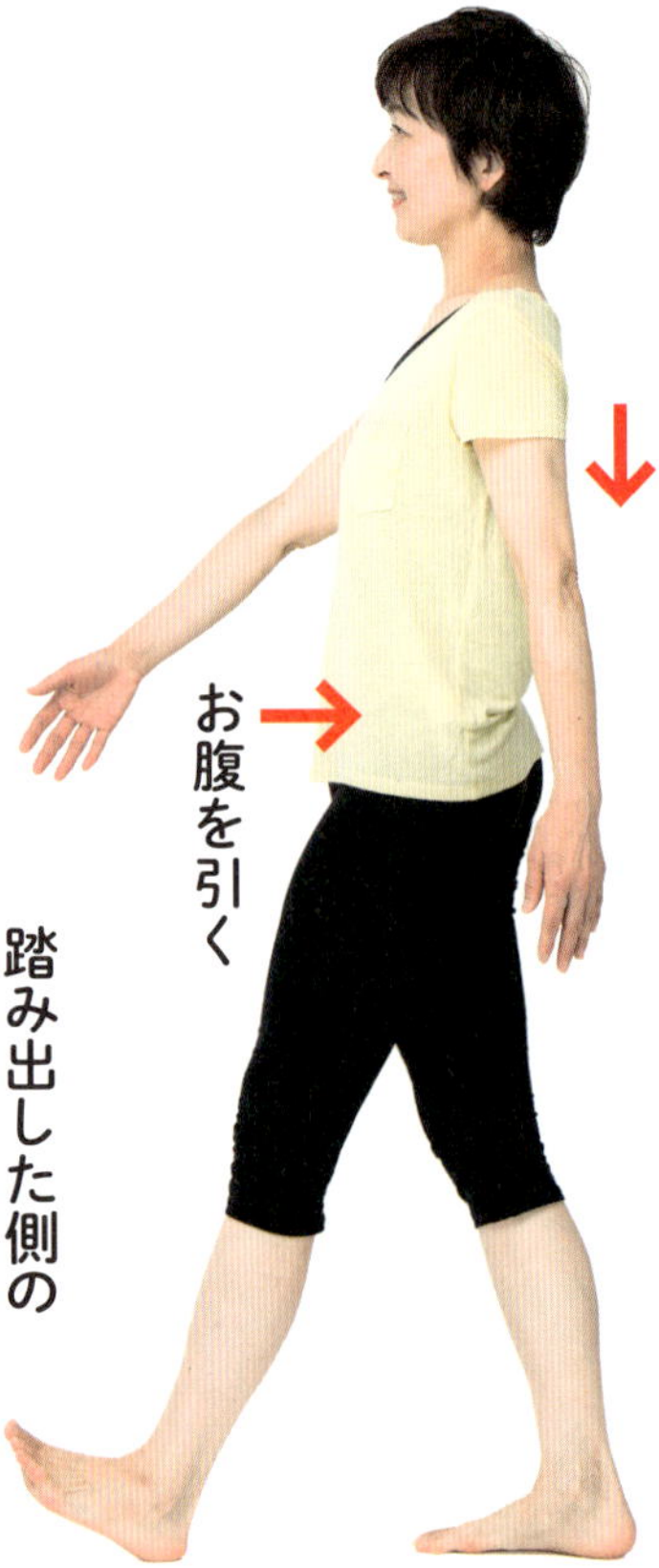
肩甲骨を下げる
お腹を引く
踏み出した側のひざをのばす

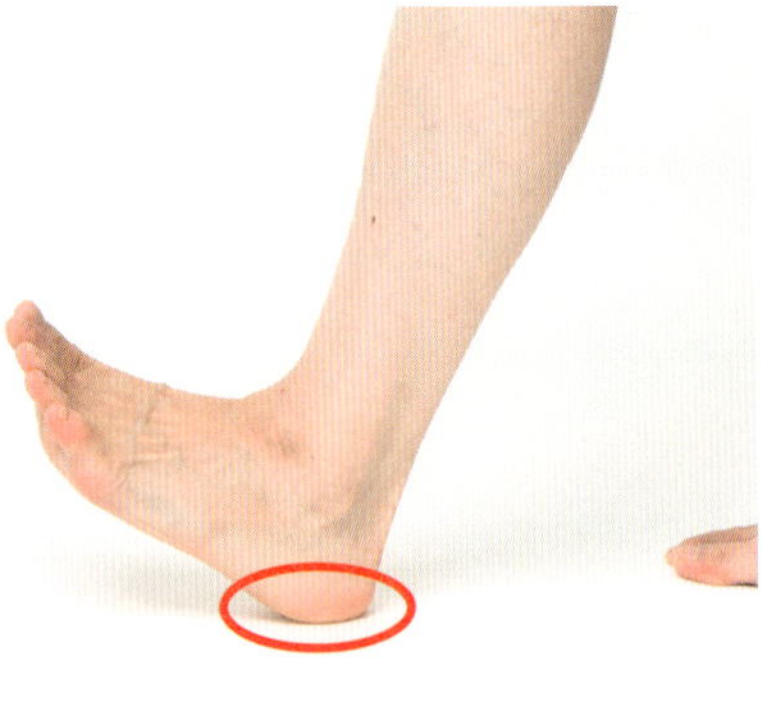

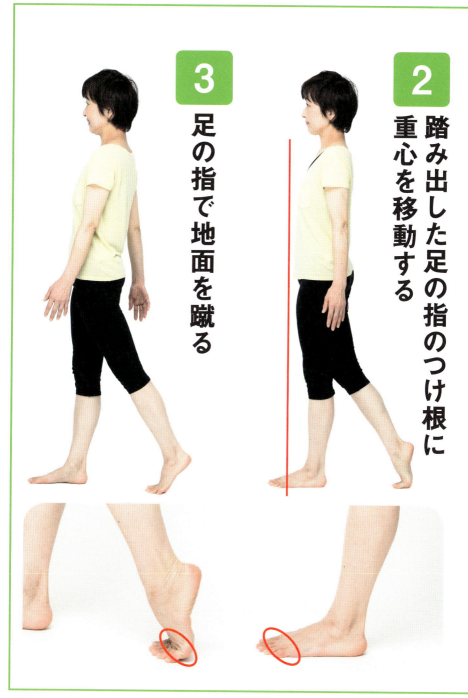

2

踏み出した足の指のつけ根に重心を移動する

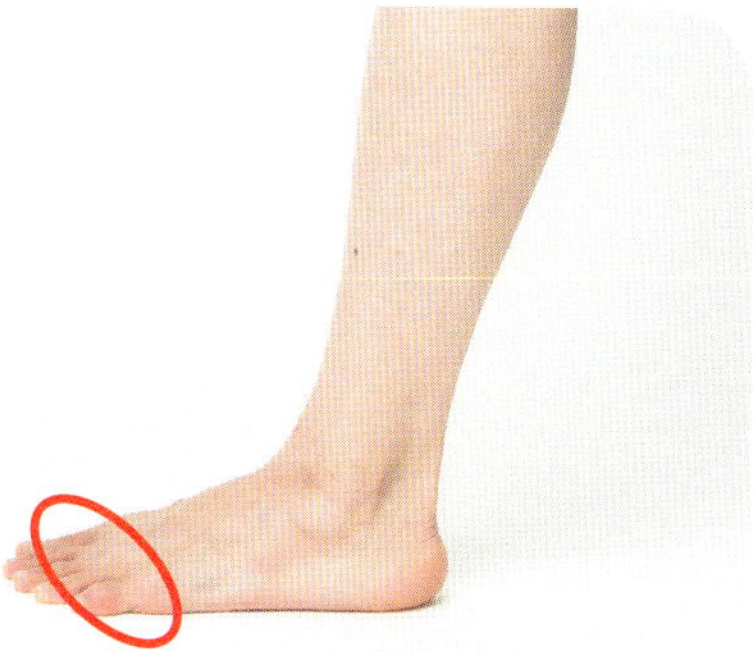

3

足の指で地面を蹴る

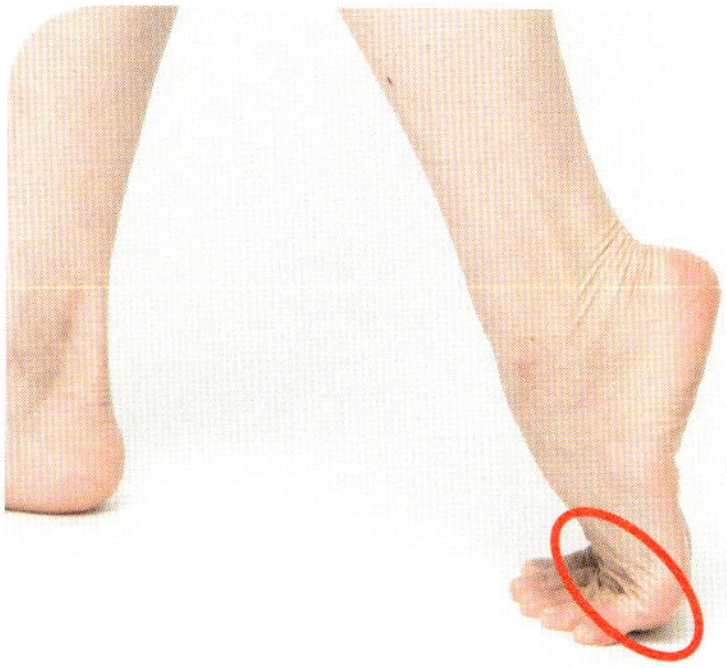

コラム

いつでも足の指を使って歩くために

私が子どものころは下駄やぞうりをはいていましたから、足の指をしっかり使って歩いていました。下駄には指のあとが残る程、指を使っていたのです。

現代ではそういうわけにいきません。靴下やストッキングなどで足の指をまとめて、格好のいい靴の形に足を合わせてはいていたりします。それでは、足の指がしっかり使えないのは無理もありません。

はだしではいられない時は、少しでも足の指が動けるようにするために、私は室内履きのぞうりをはいています。最近ではなかなかおしゃれなものもありますよ。また、5本指ソックスや、どうしてもストッキングをはかなければならない時は、5本指のストッキングを。足の指を弱らせたくないので、いつでもこういうものを活用しています。

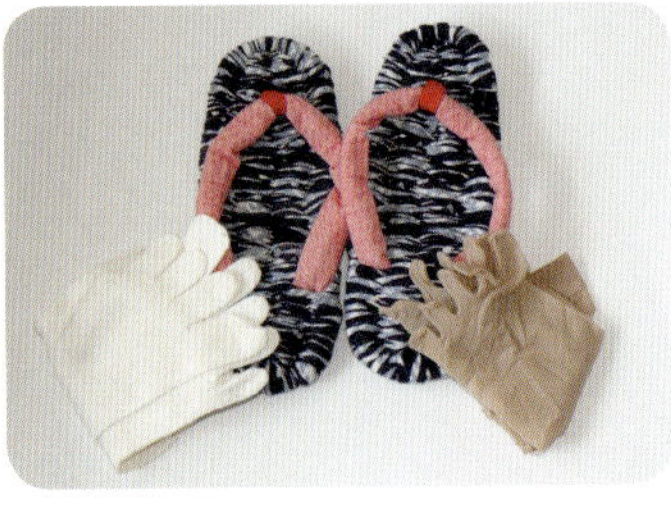

スリッパ代わりに履いているぞうり、5本指のソックス、ストッキングです。

第2章

脚力が回復する「きくち体操」のマッサージ

寝たきりの時間が長くなってしまったご家族や、
車イスで生活している人の足だって、
よくしていけるのです。
あなたのマッサージで、
大切な人が回復するきっかけになりますように。

寝たきり・車イス生活からの脚力回復マッサージ

ひざや腰が痛む、ケガや病気で入院している——ご家族や親しい人が歩けない時は、ぜひ「きくち体操」で動かして、よくしてあげてください。自分で足の指や裏を刺激できなくても、他の人の手で刺激し続ければ、痛みや具合がよくなって、いざ歩こうというときの助けになります。弱った人の足をマッサージすると皮膚に赤みが差して温まり、血流がよくなっていきます。すると脳が活性するし、筋肉にも、内臓にも刺激が伝わっていきます。

一日でも立たない、歩かないでいると、足はみるみる弱っていきます。「きくち体操」は足を弱らせないとっておきのケアなのです。

注意

他人の体をさわるときは、相手の表情を見ながら、力を入れすぎないように。気持ちを込めて、ていねいに行ってください。

1 ホットタオルで温める

冷たい足をいきなり動かすとケガをさせてしまうこともあります。ホットタオルなどで足をくるんで、十分に温めてから動かしてあげます。動かす人も手を温めてください。

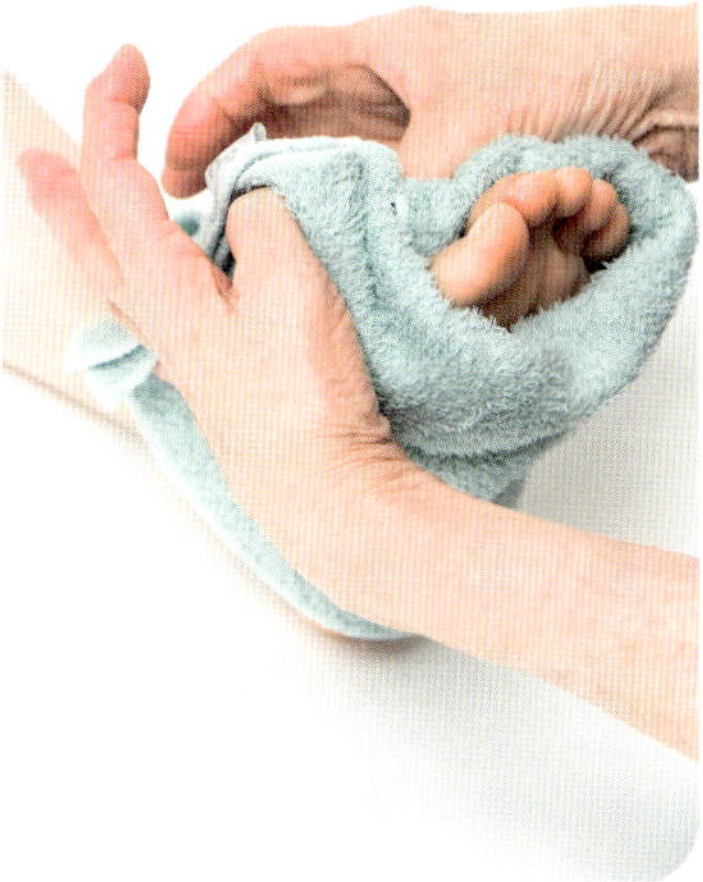

ホットタオルの作り方

タオルを水で湿らせて軽く絞り（密閉袋に入れる場合は硬く絞る）、電子レンジで1分ほど加熱する。自分の手で触れて心地よい温度になってから足を包む。

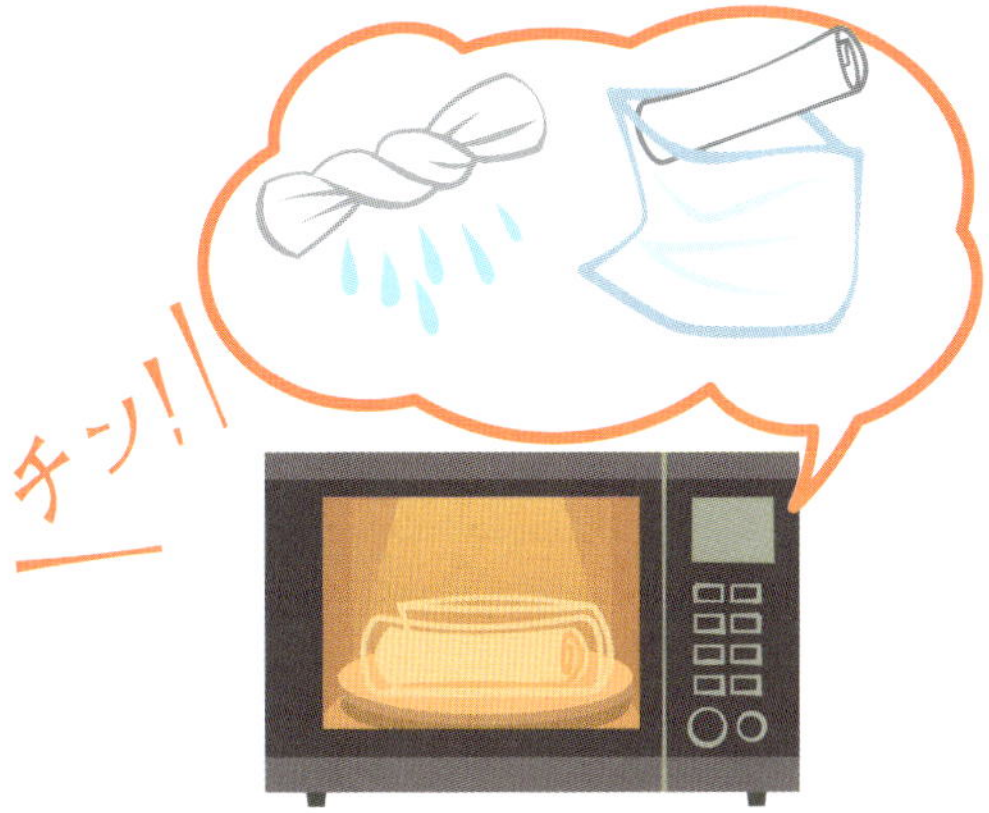

2

足の指を動かす

足の指1本1本が別々の脳につながっています。相手の脳を活性させるつもりで行います。

足の親指と小指を持って、左右に開きます。はじめは目いっぱい広げず、指と指の間を軽く開いて刺激します。

相手に強すぎないかを確かめて、無理に広げないようにします。

軽く刺激する

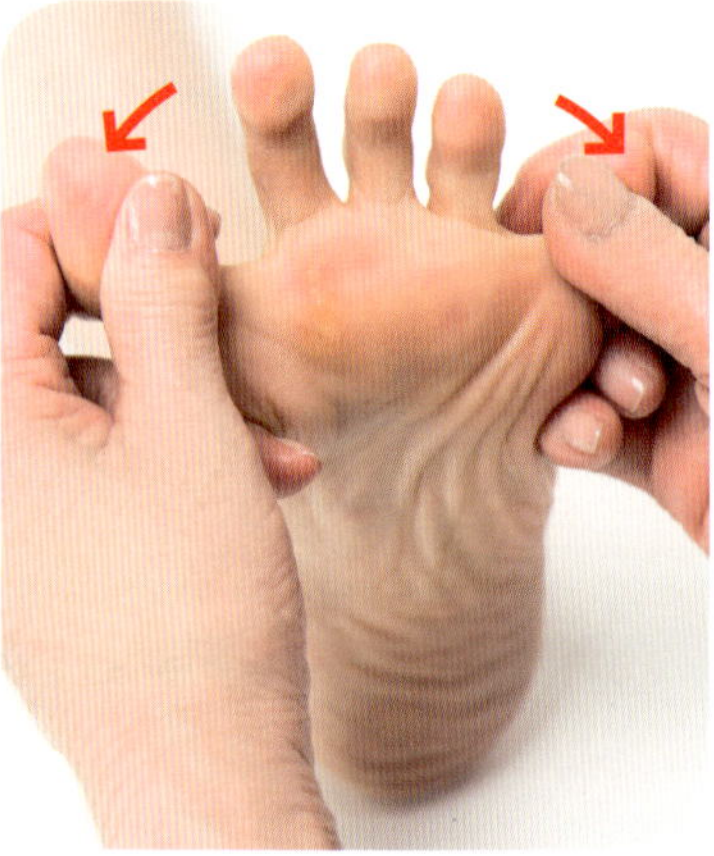

親指と人差し指を持って、前後にゆっくり動かします。人差し指と中指、中指と薬指、薬指と小指も同様にして前後に軽く動かします。

はじめから力を入れて大きく動かさないように気をつけてください。

指を前後に動かす

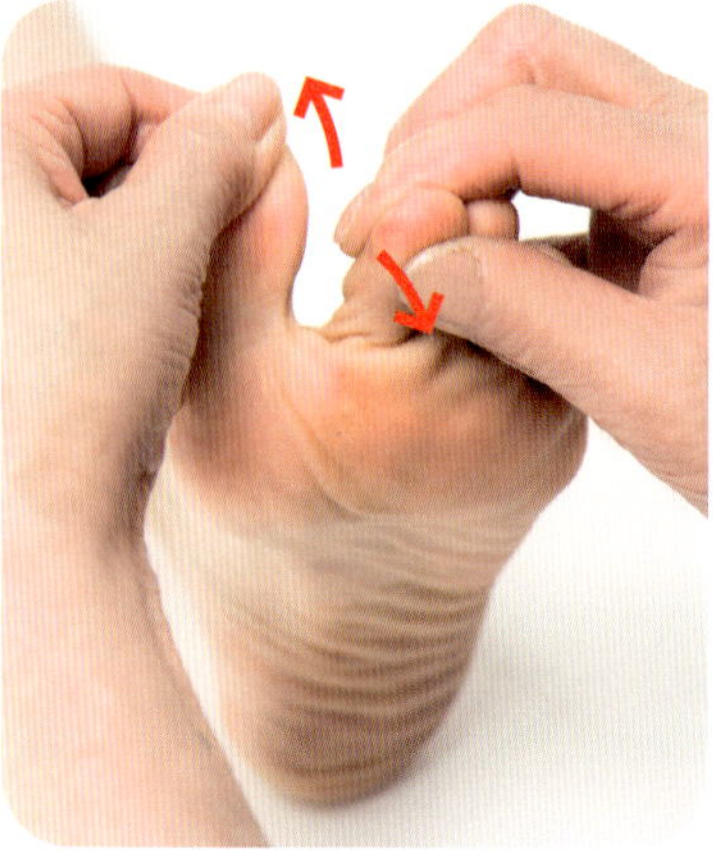

指のつけ根から筋肉を押さえてのばす

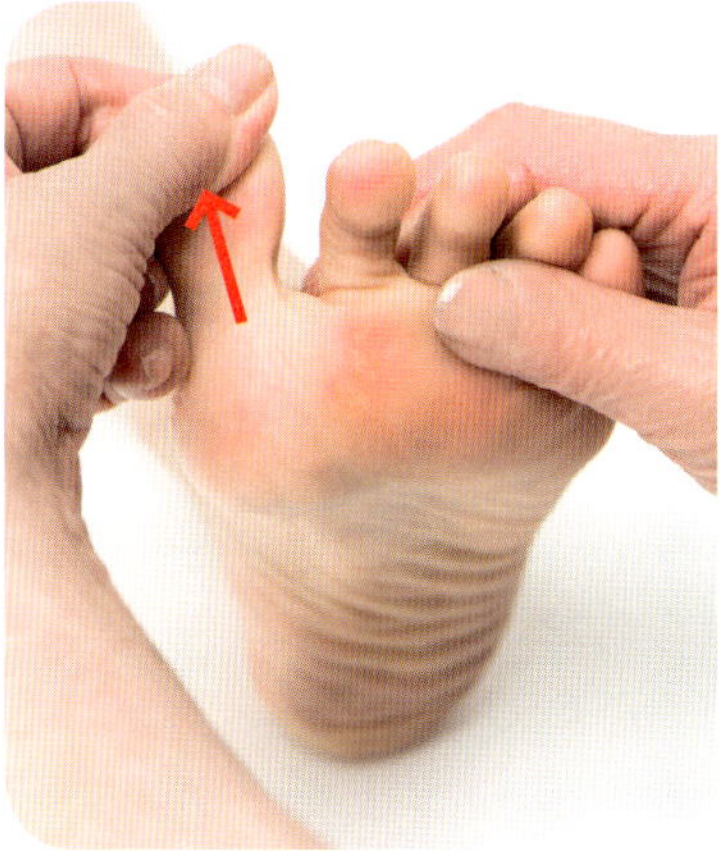

指のつけ根から指先まで裏側の筋肉を1本1本しっかり押さえてのばします。指が丸まっているなら、まっすぐにしてあげるつもりで関節のところはとくにていねいにくり返し押さえてのばします。

前後に大きく動かす

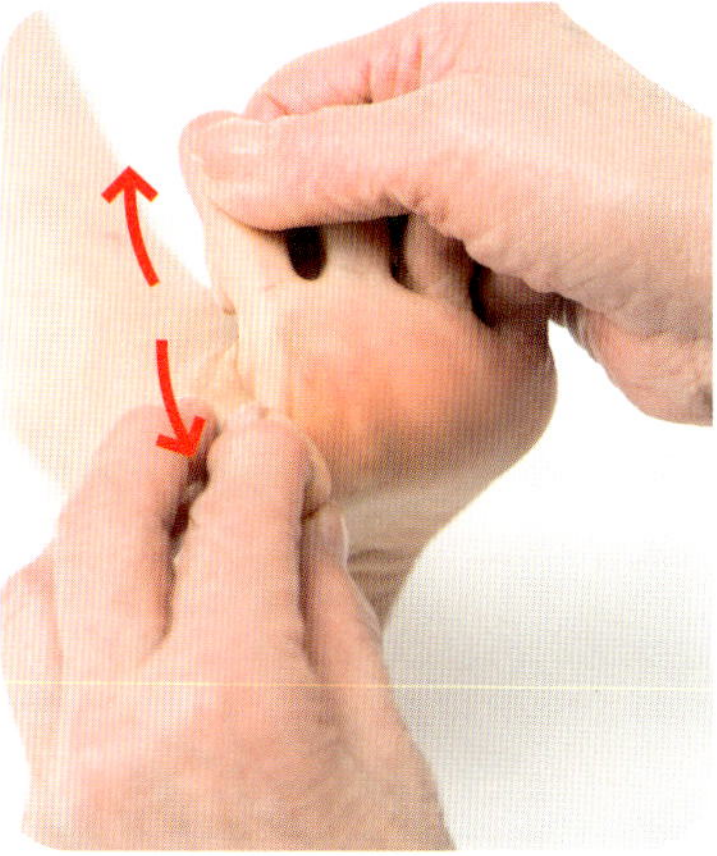

今度は指をさらに大きく前後に動かしてあげます。大きく動かすほどに刺激が強くなりますが、相手の様子を聞きながら痛くない範囲で行います。

2 足の指を動かす（続き）

左右に広げる

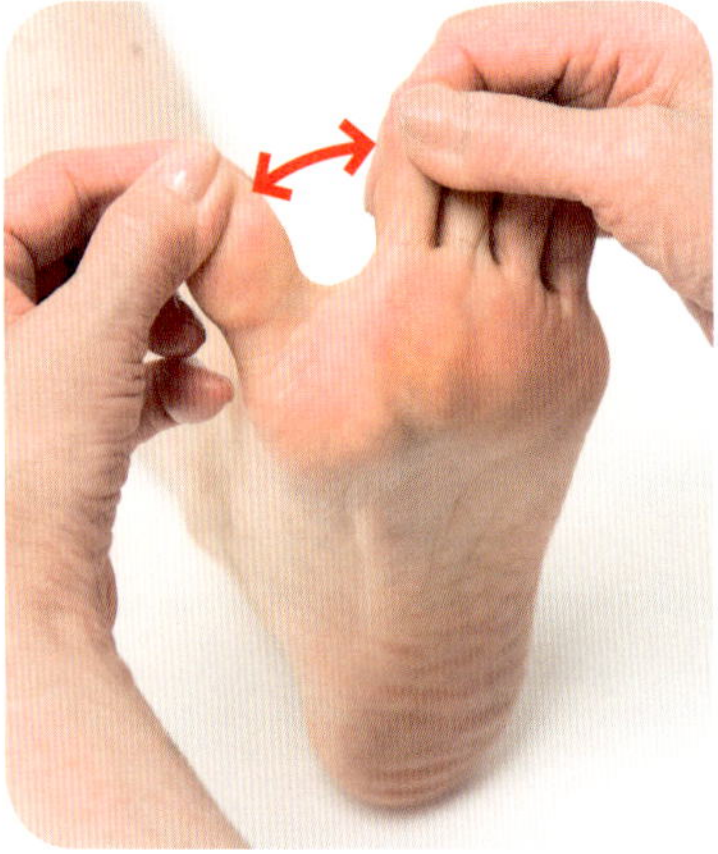

指の動きがスムーズになってきたら、隣り合った指を持って左右に広げます。

指を開いている感覚が本人にわかるくらい広げてあげます。

小指を動かす

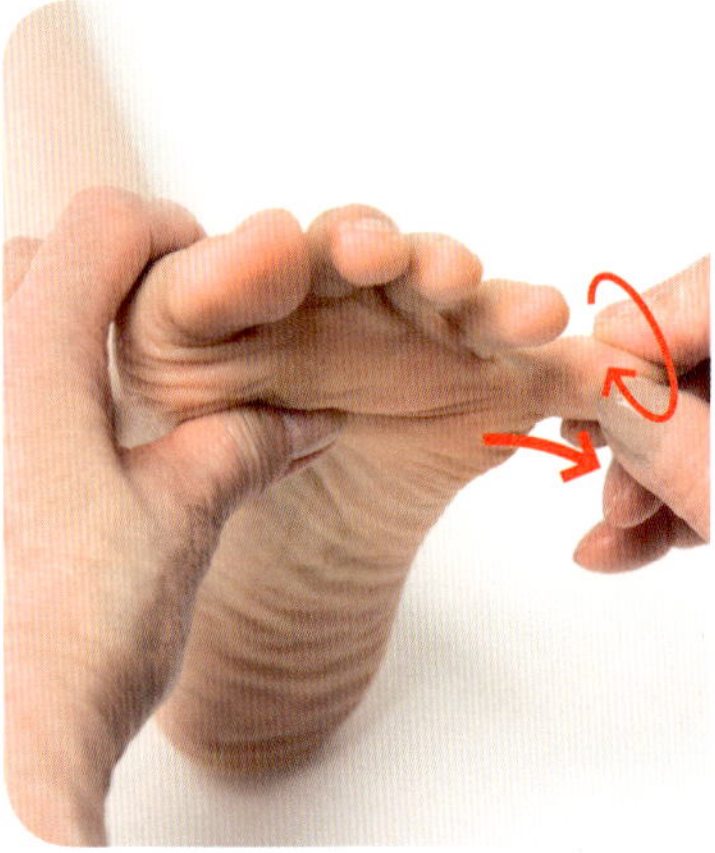

小指は親指と同じくらいの筋力が必要ですが、日頃から小指を使って歩いていないと衰えていると思います。指をしっかり押さえてつけ根からていねいにまわしてあげます。他の指も同様に。

3 足の甲を動かす

足の指を両手で包み込んで、足の指のつけ根からしっかりと曲げてあげます。こうすると足の甲にある筋肉とスジをのばすことができ、足首もしなやかになります。

指を曲げる

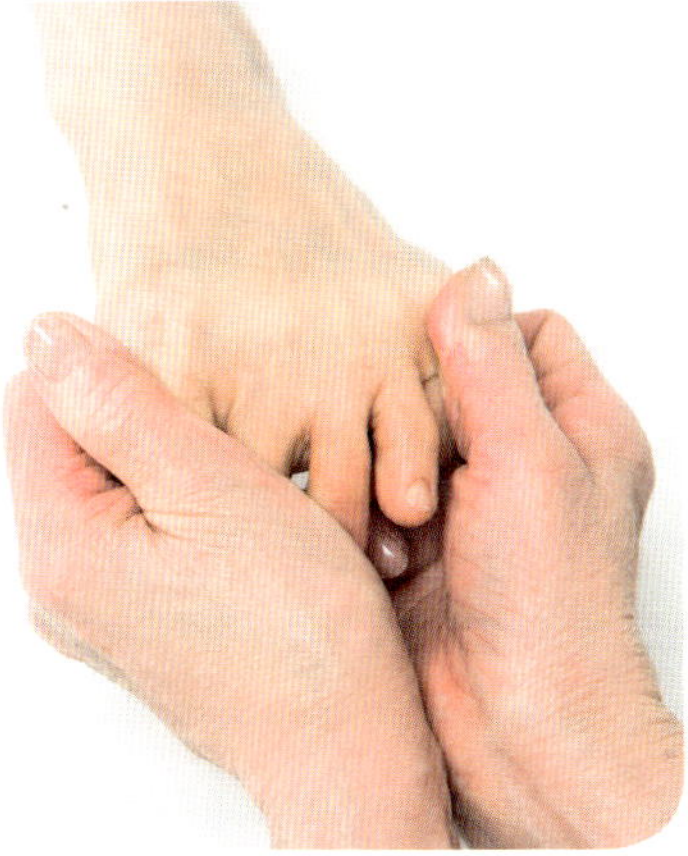

スジの間にある溝を押さえる

骨のように浮き上がっているスジとスジの間の溝を筋肉が目覚めるように指先で押して刺激します。歩かないでいると足が動きにくくなってしまっていますから、血液やリンパの流れをよくしていきます。

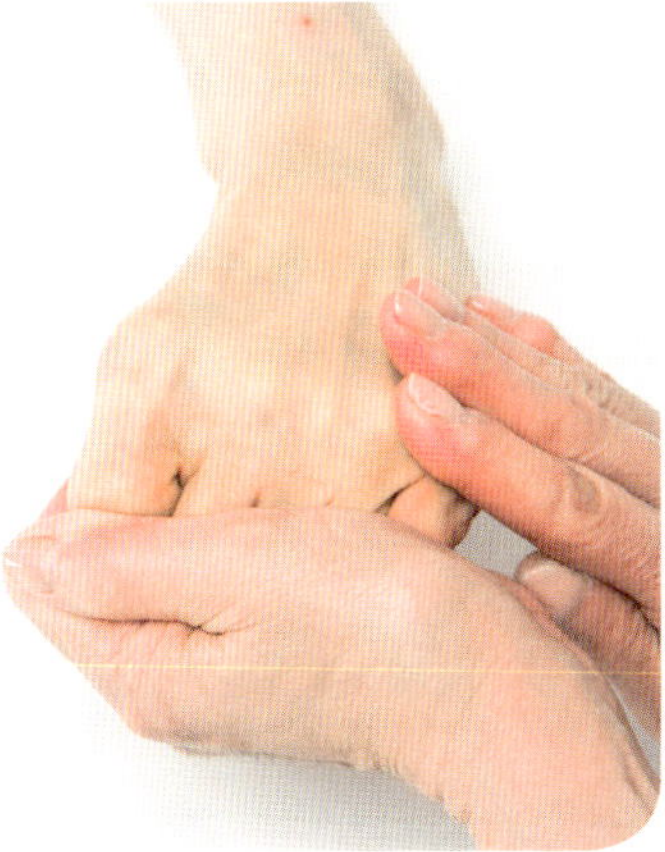

3 足の甲を動かす（続き）

土踏まずのところには、親指と、かかとをつなぐ筋肉があります。ここも動かして筋肉に力をつけましょう。親指が弱ると歩けなくなります。ていねいにゆっくりと動かしてあげてください。

親指側も動かす

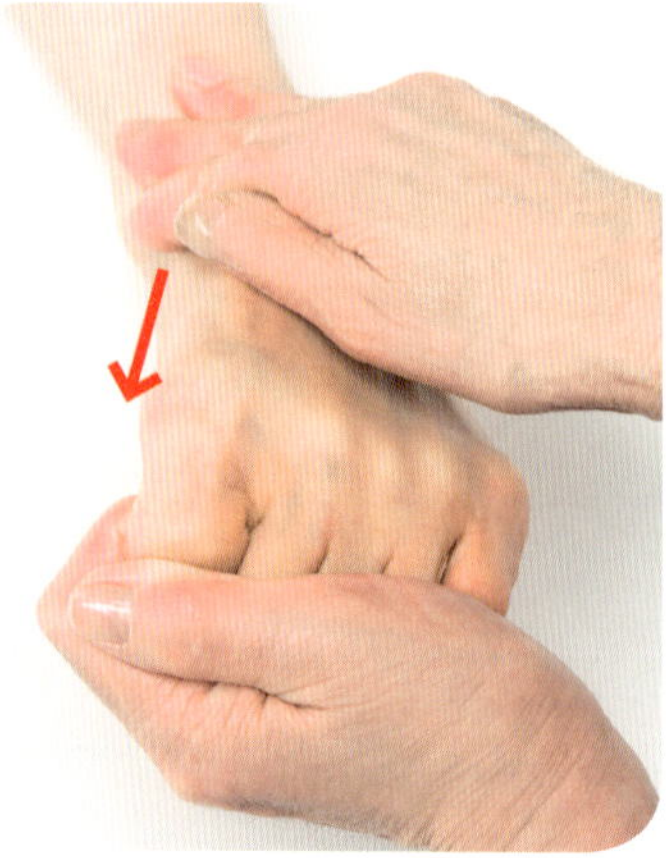

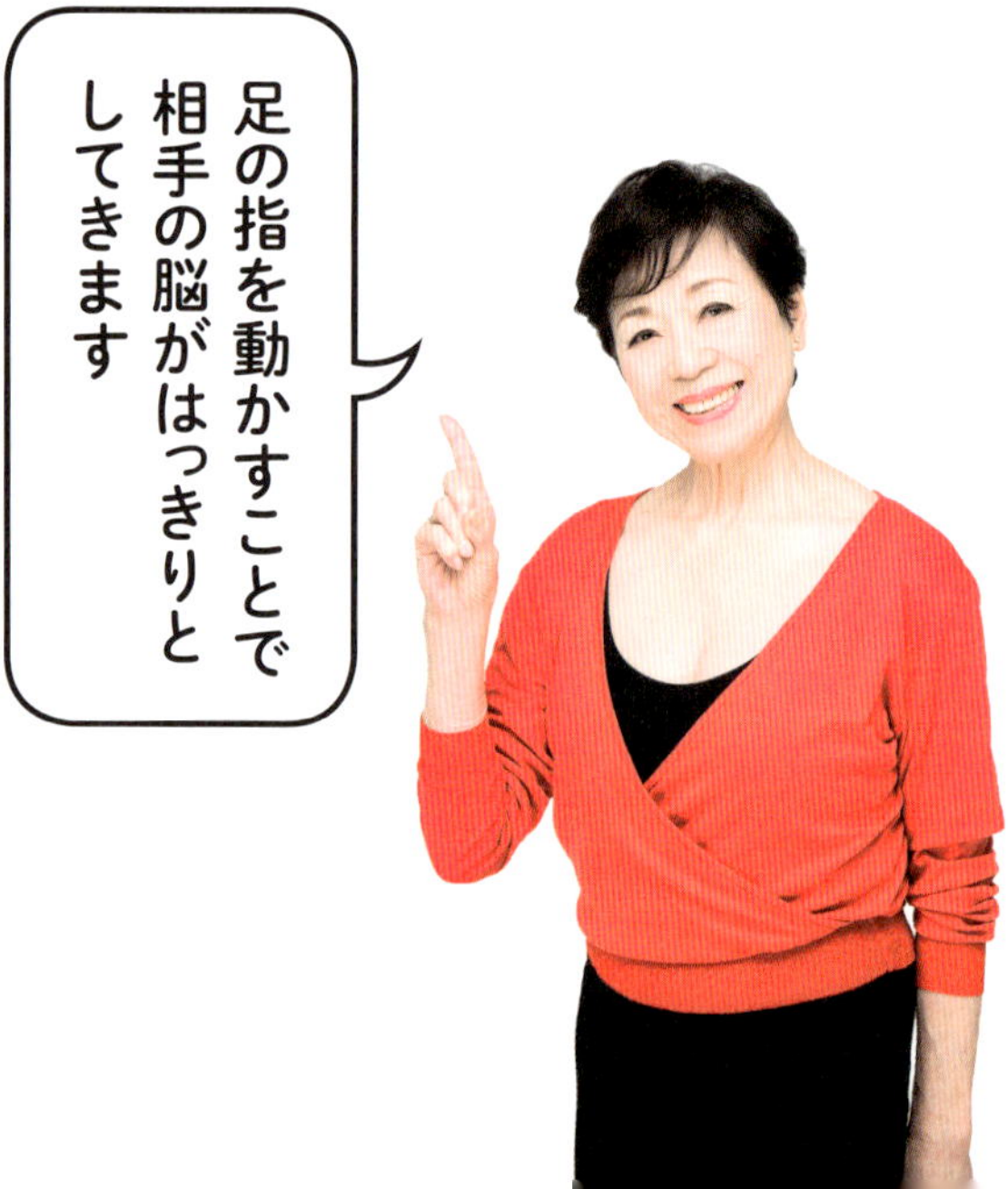
足の指を動かすことで相手の脳がはっきりとしてきます

4 足の裏を刺激する

両手で足をつかみ、小指側を押して足の裏を縦にねじります。

足の裏がやわらかく動かしやすいときは、小指側を押すと同時に親指側を手前に引くと、よりねじれます。

小指側を押して、足の裏を縦にねじる

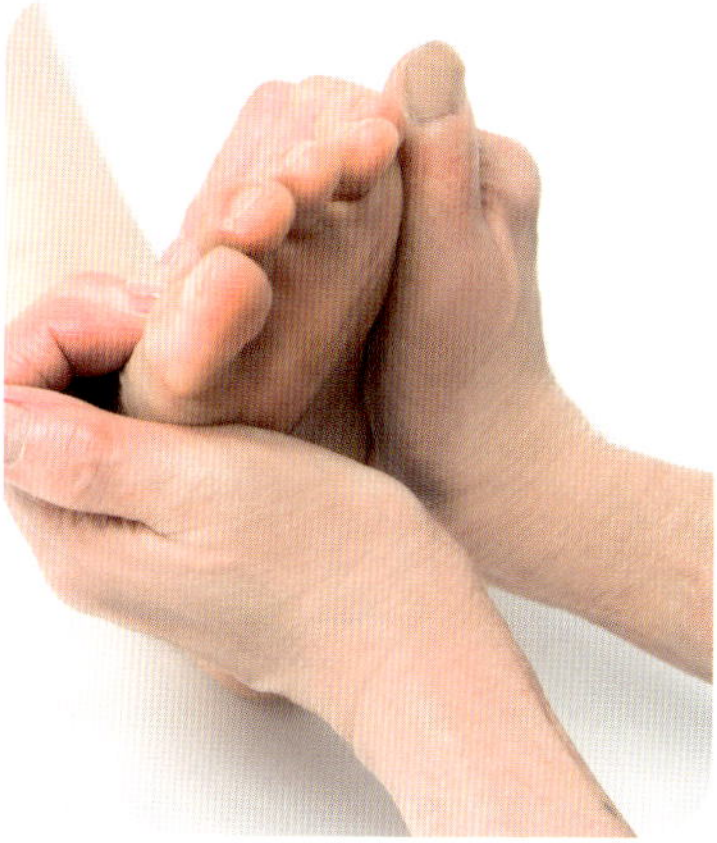

同様にして親指側を押して縦にねじります。

歩かずにいると足にある筋肉が弱ってしまうので、じっくりと動かして筋肉に力をつけます。

親指側を押して逆にねじる

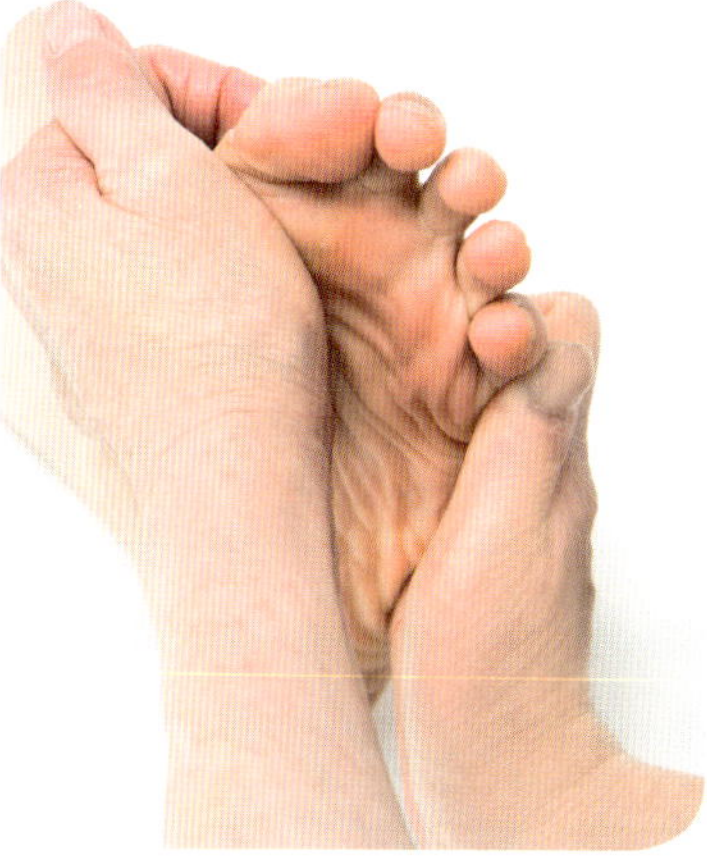

4 足の裏を刺激する（続き）

かかとを押す

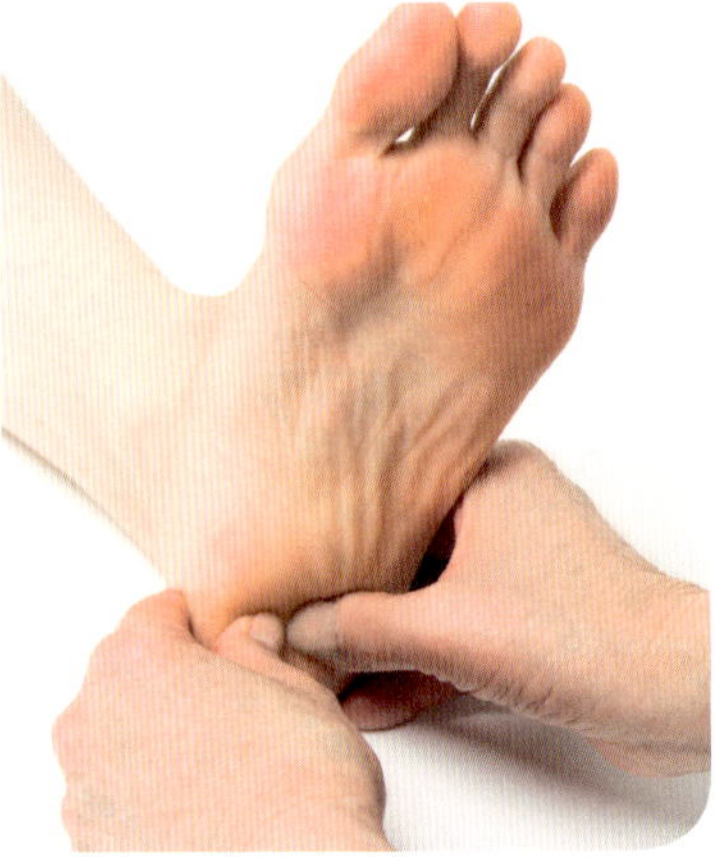

かかとはふくらはぎの筋肉につながるアキレス腱でできています。ですからかかとが弱ると歩けなくなりますよ。

両手の親指でしっかりと押して力をつけてあげましょう。

土踏まずを押す

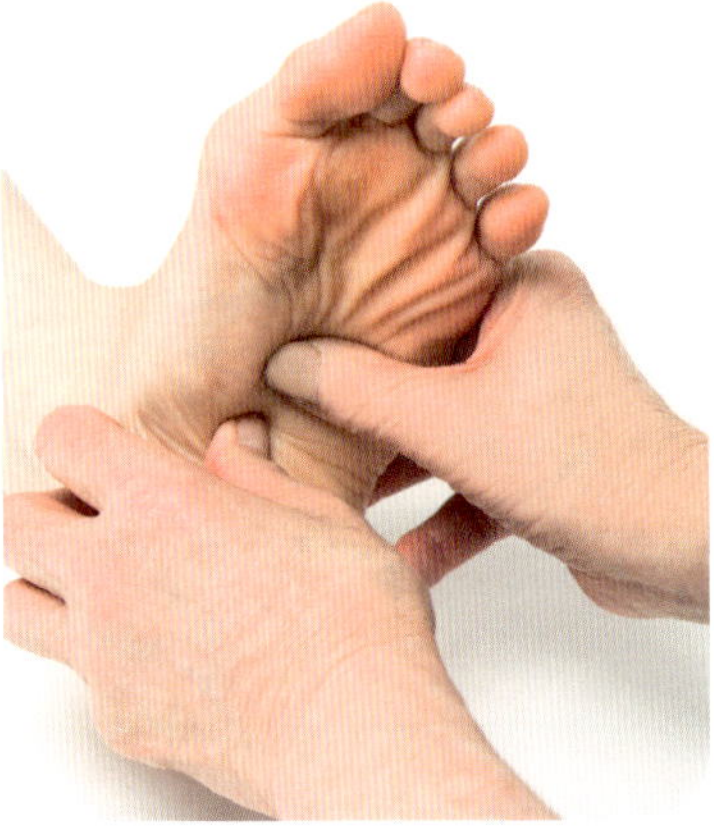

足の指がつる時、一緒に土踏まずが突っ張りますよね。それくらい土踏まずは指とつながっています。ここもかかとと同じくらい、しっかり押さえて歩いている時の感覚に近づくように。

足の指のつけ根を押す

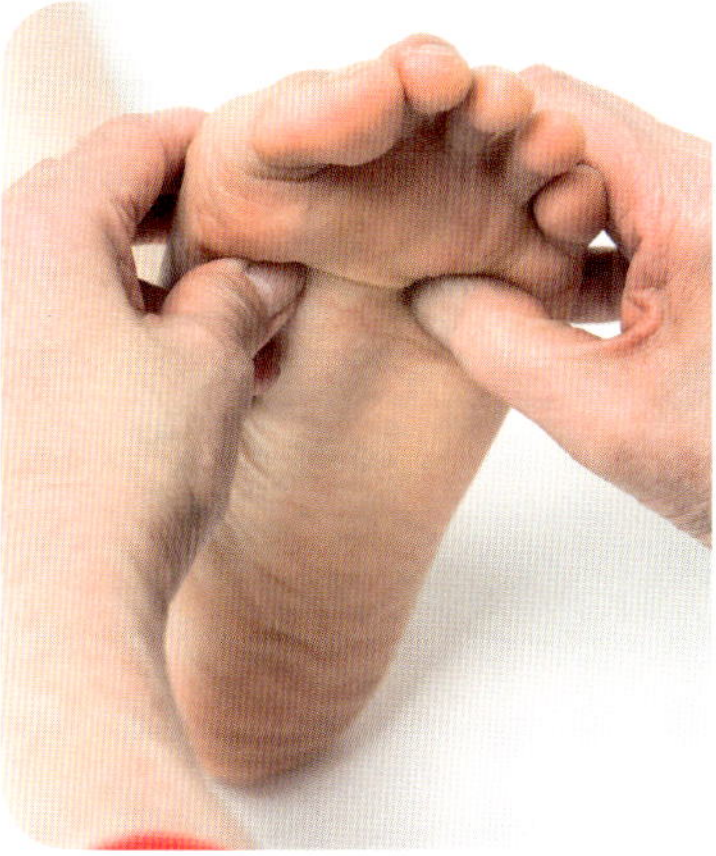

地面をつかんで歩くには、指のつけ根の関節がしっかり使えることが必要です。足の指のつけ根は写真で押しているところです。指のつけ根の感覚が鈍らないように、1本ずつ親指で強めに押さえます。

両手で足を包んで押す

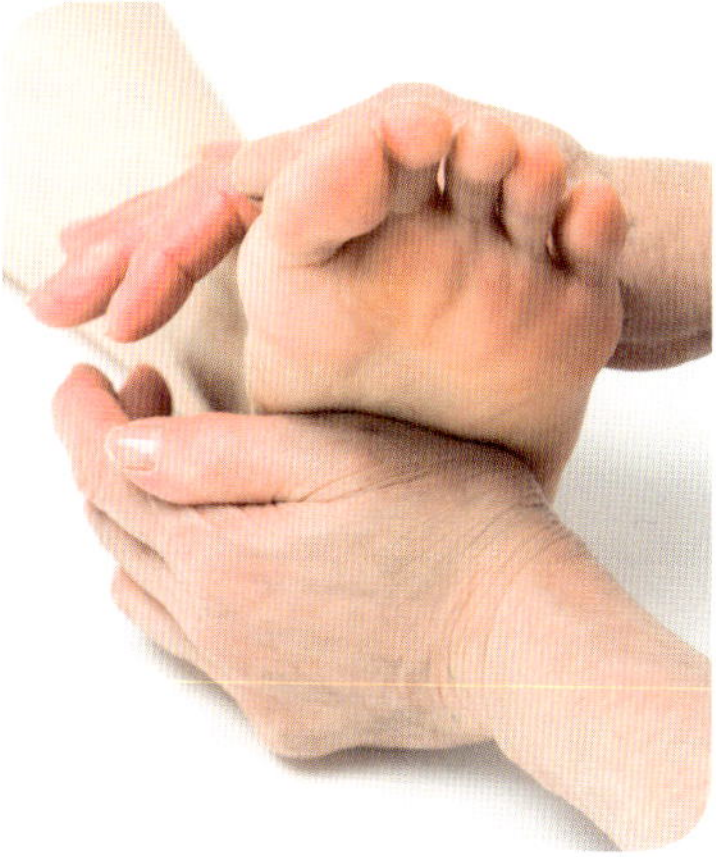

右手と左手で足をはさみます。土踏まずに手のつけ根を当てて左右に動かし、足の裏を揺さぶるようにして動かします。

歩かないせいで弱っていく筋肉に力をつけるつもりで。

5

足と手で握手する

足の指の間に手の指を入れます。そして足首が直角になるように、かかとを押さえて、手で握ります。もしできるなら、相手に足の指に力を入れてもらいましょう。

足首を曲げて握手

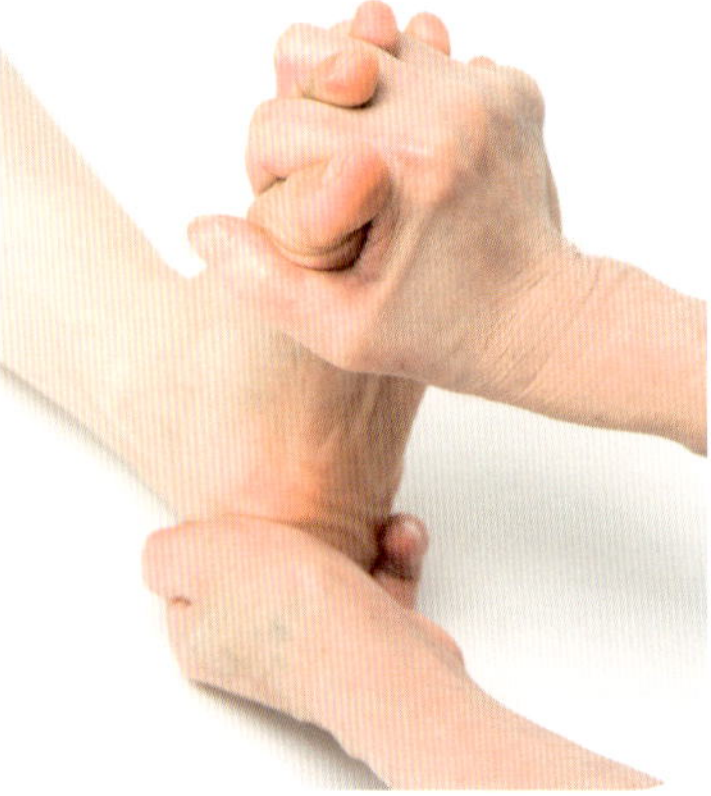

足首を直角にして握手をしたあと、指の力を抜いて足首をのばします。指は軽くからませていればOK。左手で足首を支えて無理のない範囲で縮んでいる足首の筋肉をのばしてあげます。

足首をのばして握手

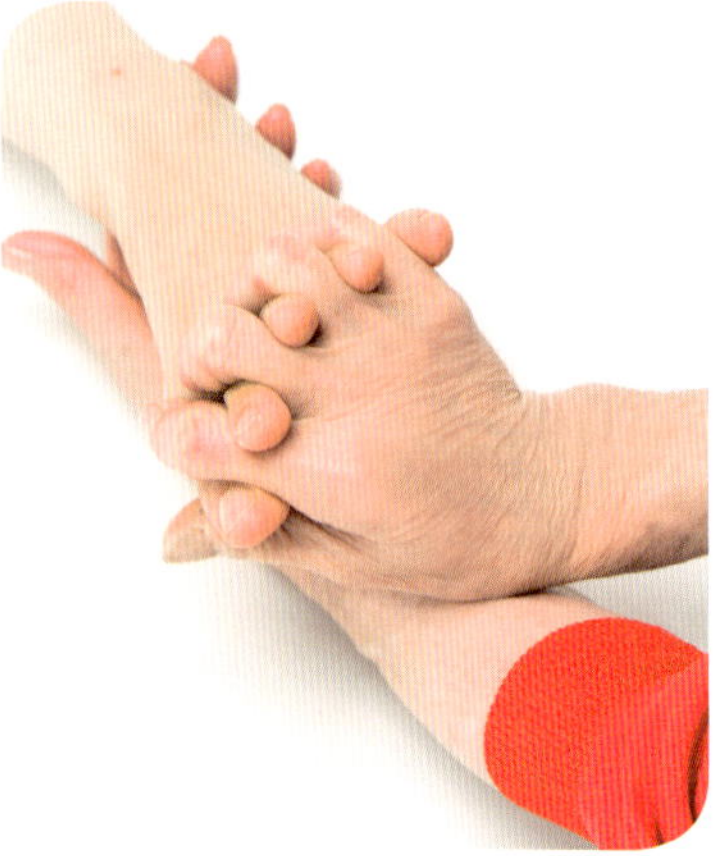

6 握手の力をゆるめて足首をまわす

足首を支えて、ゆっくり内まわしと外まわしをする

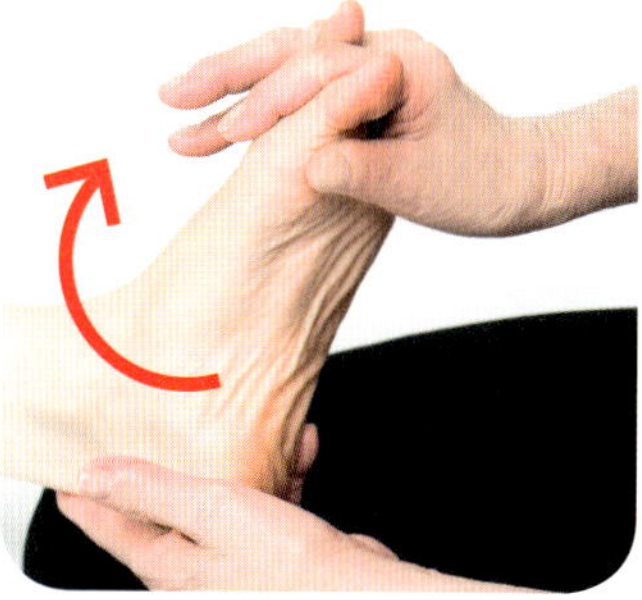

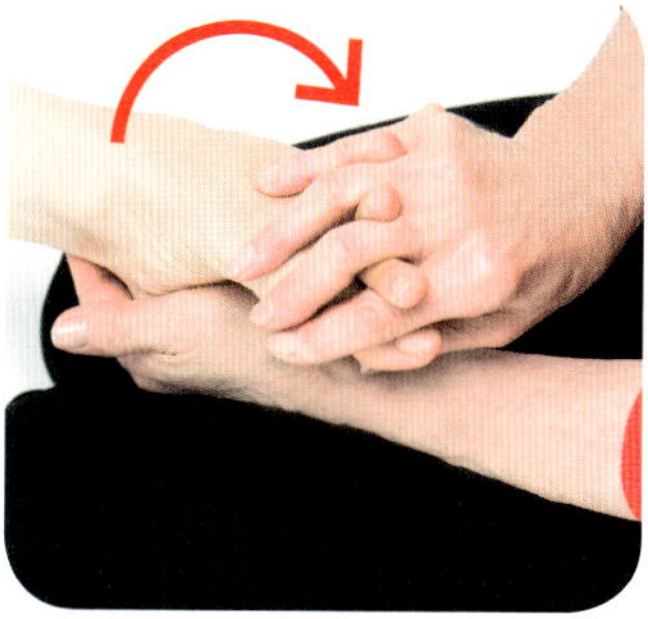

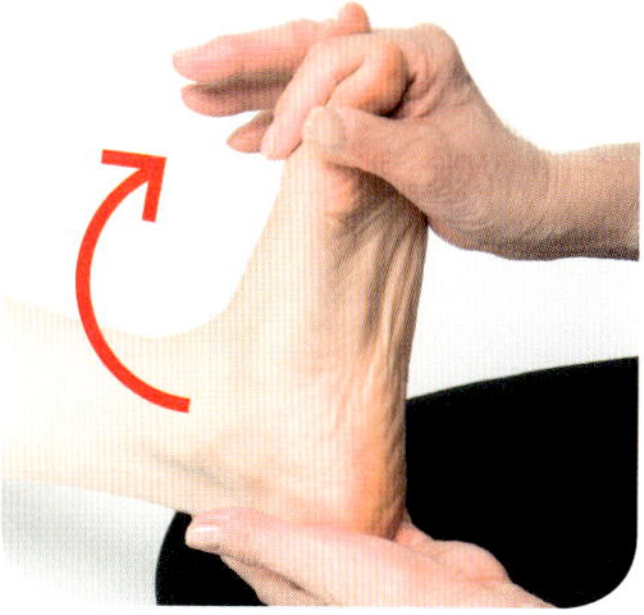

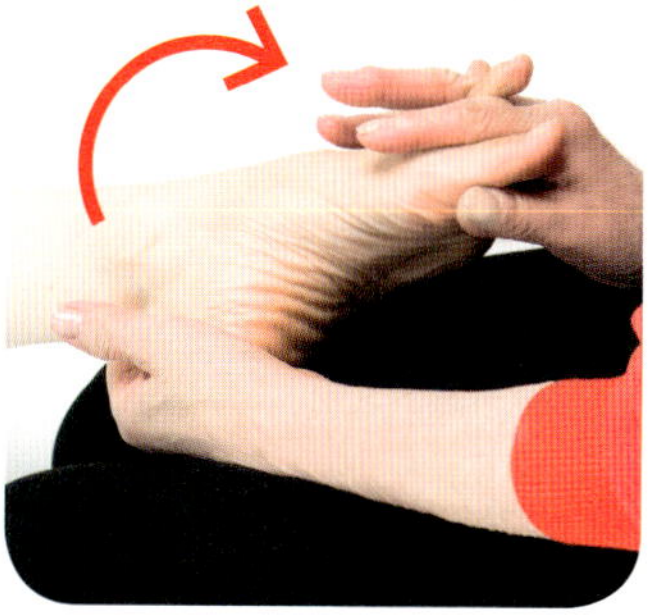

握手のあとは、お互いに指の力を抜いてリラックスします。左手でかかとを支えて、指をからませたままで足首をゆっくりとまわします。手で円を描くようにして、10秒ほどかけてゆっくりとまわします。何回かまわしたら、反対まわしも何度かくり返します。

すべての動きを相手に聞きながら何度かくり返し、脚全体の筋肉に力をつけてあげます。10～15分ほどかけて行ってあげてください。

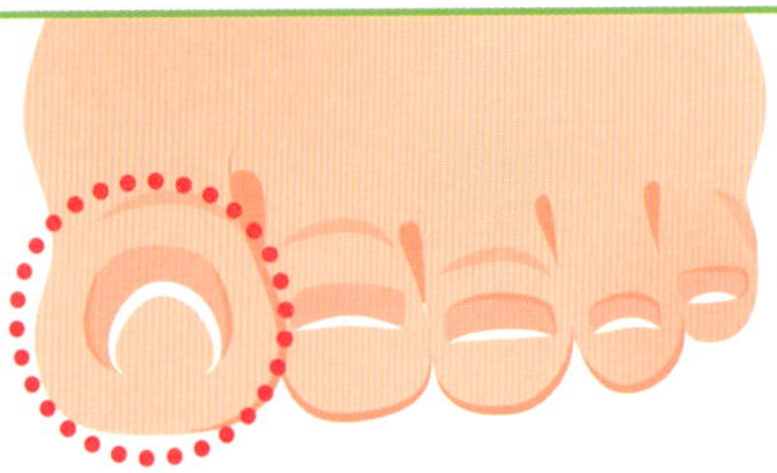

コラム

巻き爪になっている！ 小指の爪がない！

足の爪を見ると、きちんと歩けているかどうかわかります。正しくお仕事している爪は平べったい形をしています。

巻き爪になるのは、足の指を使って歩いていないからです。無意識に立ったときに、指が浮いていませんか？ 硬い爪と骨とで指の筋肉をぎゅっと守っているから指に力を込めることができるのです。いつも意識を向けてギュ～ッと指に力を入れていれば爪が平べったくなっていきますよ。

小指の爪がないとか、横向きになっているのは小指を使って歩いていないせい。歩くときはかかと、小指の順に着地して、親指で蹴り出しますが、「小指で支える」が省略されると、指が横向きになって爪が小さくなったり、のびなくなったりするのです。

爪のトラブルは立ち方、歩き方を見直すと解消していきますよ。

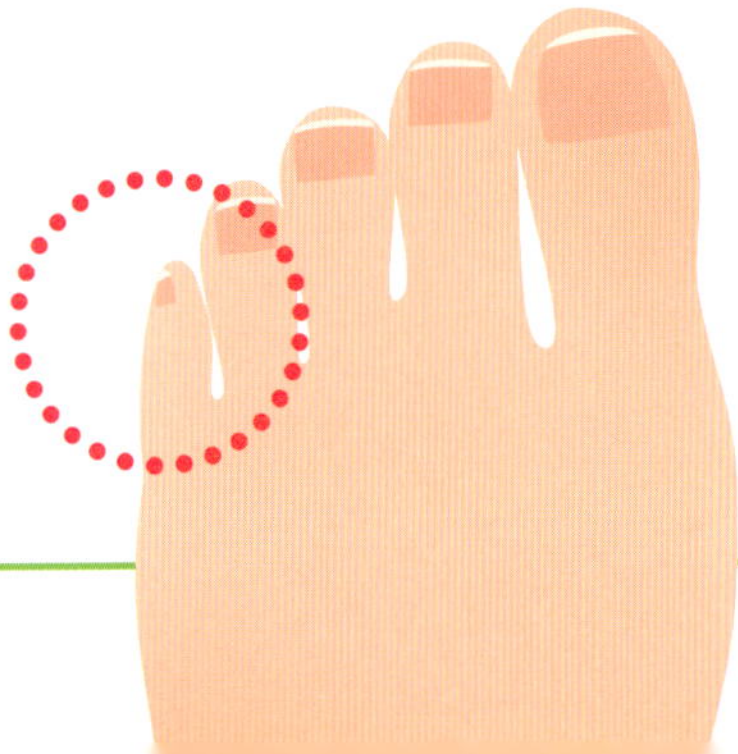

歩行の妨げになる爪のトラブル。歩き方が正しいかどうかを知る目安にもなるので、常にチェックを。

第3章

いつでも足を刺激しよう

この章では、日常生活のちょっとした場面で、
足の指や足の裏を刺激できるヒントを
お伝えします。
日々の積み重ねが、あなたの足を、あなたの体を
少しずつよくしていけるはずですよ。

「お茶を飲む時も足の指でふんばる」

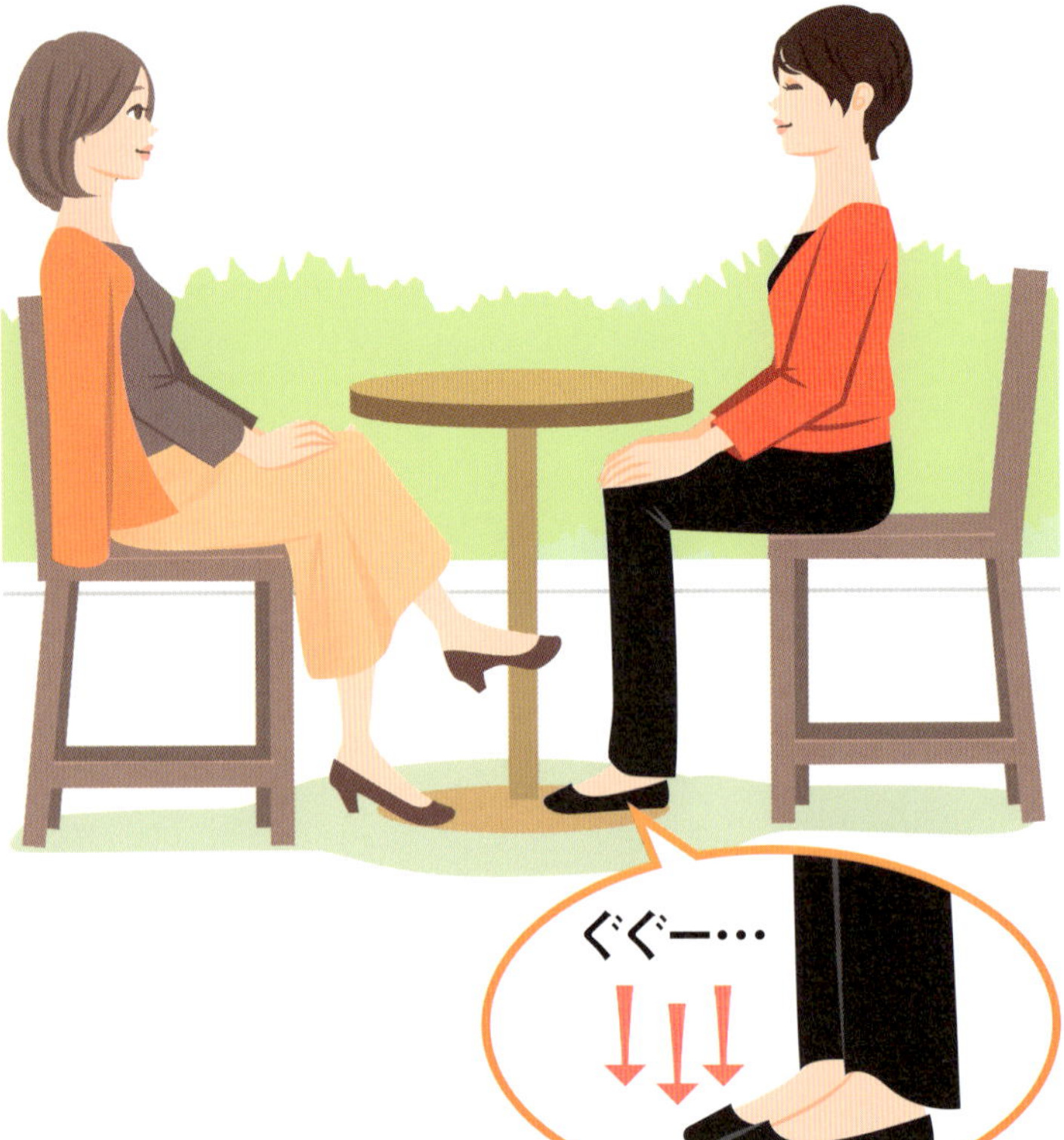

楽しく話していてもいつでも筋肉を使っていましょう

私は座る時はふだんから浅く腰かけ、イスの背もたれに寄りかからないようにしています。

それはお行儀よく座るためとか、女性らしく慎ましくいるためとかではなくて、浅く腰かけると、座っていても足の指や裏でしっかりと床をふんばれるからです。若い時から脳と密接につながっている足の裏は大事だと思ってきましたので、ふんばれるチャンスがあればいつでも、私は足の裏でふんばっているのです。

イスに座ったまま足の裏でふんばるには、少しだけ体を前に傾けます。でも、人に気づかれないくらいごく自然な程度にします。

すると足の裏全体に体重がかかって、足の指、裏の感覚がはっきりとしてきます。それと同時に、ふくらはぎの筋肉が緊張するのがわかります。そのときももの筋肉に意識を向けると、ももの前側や後側、お尻、お腹の筋肉が緊張していることもわかります。さらに、左右のひざを寄せてくっつけると、ももの内側にある筋肉にも力が入ることがわかります。

筋肉が緊張するとか、力が入るというのは、その筋肉を使っているということです。使っているということがわかるのは、その筋肉につながる脳が働いているからです。座ったまま足の裏をふんばるだけで、ももの前側にも内側にも筋力がつくのですからやらない手はありませんよね。

私はこの座り方が習慣になっているので、お茶を飲んでいても食事をしていても、おしゃべりしていてもこの体勢です。

座るときに使えるのは足の裏や脚の筋肉だけではありません。

ももの筋肉に力が入ると、ほんの少しお尻が浮き上がった感じがするのがわかるでしょうか。

そこで肩を少しうしろに引き、肩甲骨を下げて背すじをのばすと、お腹がぐっと凹みます。これが〝お腹を引く〟ということです。

足の裏に体重をのせてふんばるだけ、大げさに体を動かさなくても、こうして意識をするだけで「座るときもふんばる」ことが習慣になり、全身の筋肉が育っていきますよ。

体は、深くて素晴らしくて限りなく希望に満ちて尊い作られ方をしている

「きくち体操」の教室には骨格図や筋肉図を広げて、骨格の模型も前に置いてあります。それは「きくち体操」が、体のしくみに沿ってできた動きだからです。人間の体は動いているから生きているのです。止まった時が死です。そして、生きていくためには筋肉が必

要なのです。動かす筋肉の刺激が新しい骨を作っていきます。全身の骨の中で血液を作り、その血液で私たちは生きているのです。「動かして筋肉を育てていくことは生きること」と60年前に学んだ時、目が覚めるような思いでした。私たちの体は、深くて素晴らしくて、限りなく希望に満ちて尊い作られ方をしているのです。それからというもの、体のしくみを学ぶことに没頭して、その都度新しい動き方を生み出してきました。

私たちはみな等しく歳をとり、体は日々老化していきますが、筋肉は、意識を向けてくり返し動かすことで年齢に関係なく生かしていけるのだということを体験し続けています。

私たちは運動の選手ではありません。筋肉を鍛えるのではなく、生きていくために必要な筋肉を育て続けていくことが生きることなのです。脳はすべての筋肉につながっています。脳を使って体を動かせば、生きるための筋肉を育てることができます。それが「きくち体操」なのです。日常生活においても、できるかぎり自分に意識を向けて生活するようにしていけば、筋肉を無くさずに、手も足も体すべてを弱らせずに、生きていくことができると思っています。だから私はお茶を飲む時も、足の指でふんばっているのです。

「歩きたいという強い思いが歩ける体をつくる」

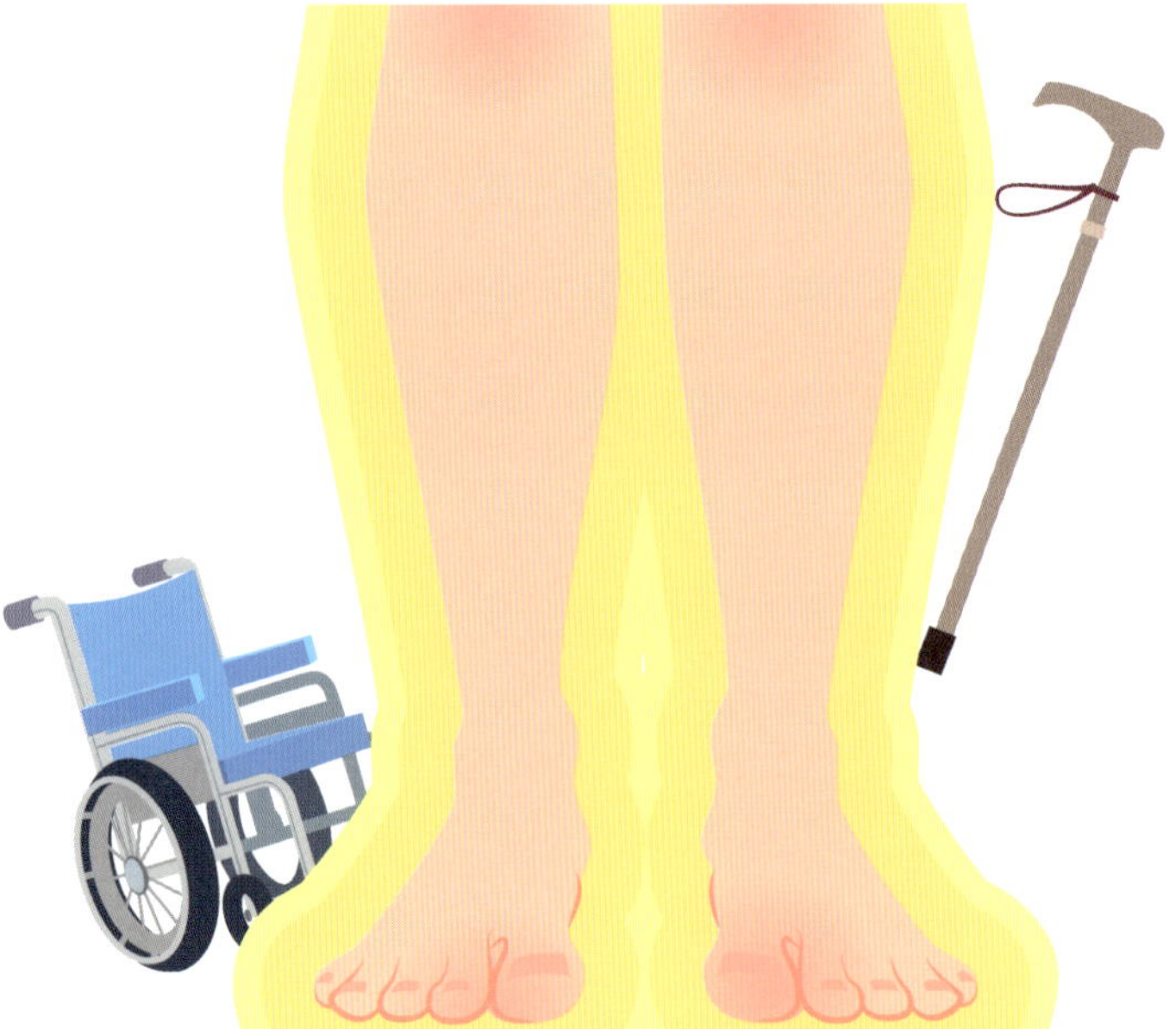

車イスで生活してきた84歳の男性の心からの願い

以前、車イスで生活をしている84歳の男性に「自分の足で立って歩きたい」と助けを求められたことがありました。

部屋に通されて「こんにちは」と声をかけると、その方は車イスに座ったまま振り返ることも出来ないほど動けない方でしたが、すがるような必死な面持ちで、「なんとしても自分の足で立って歩きたいのです。お願いします」と頭を下げられました。

それから私は人体図絵本をお見せして、体のしくみを説明しながら、足の指、足の裏、かかと、足首としっかりと時間をかけて車イスで何年も使ってこなかった足に「きくち体操」を行ってあげました。その方が体のしくみに感動し、動かされている足に意識を集中していくのが伝わってきました。そのうち「なんとなく感覚がわかるような気がする」とおっしゃったので、足の裏の感覚が脳につながれば、この方はきっと歩けるようになると、私は思いました。

次にその方の足の裏を床につけ、私が手をしっかりと支えて、座ったまま左、右の足でふんばることをくり返しました。「脳で自分の足でふんばって立とうと思ってください」と言いながら、何度かやっているうちに、「足の裏が床についているということがはっきりしてきました」とおっしゃいます。そこで、その方に私の肩につかまってもらって、「私が胴体を持ち上げるから、なんとしても自力で立つと思ってください！」と言って、引っ張り上げました。１回目は足の指が浮いてしまい立てなかったのですが、２回、３回とくり返していくうちに、少しずつお尻が上がるようになりました。

「さあ！　立ってみましょう！」

と私が言ったら、ぐうーっと全身の力で立ち上がりました。

「立てましたねぇ～。あなたが自分の力で立ったんですよ」と言ったら、その方は、涙がポロポロと止まらず、「ありがとうございます。ありがとうございます」と何度もくり返されました。私を拝むように泣いている姿に、これまでどれ程歩けないことが苦しかったかが伝わってきました。

「あなたの足です。あなたが動かしてあなたがよくしていくんですよ。あなたが本気で立ちたい、歩きたいと思わないと、私がどんなにやってもだめなのです。今やったことをやり続けていきましょう」

それから手を支えながら、私の足でその方の右足を軽く蹴り、「この足を前に出そうと思って」と言うと、ほんのちょっと、ちょっと動きます。次は左足、ちょっと、ちょっと動きます。

「歩けるじゃないですか」と言うと、その方は男泣きに泣いて最敬礼されました。

自分の体の変化を敏感に感じ取れる感性が大切

何年も車イスだった人が立っただけでなく、2、3歩歩いたということは、私の体験のなかでも忘れられない特別なものになりました。自分の足で歩きたいという強い思いがあれば、体は必ず応えてくれるという実体験でした。

年をとれば足が少しくらい弱っても当然とあきらめず、今日よりも明日、明日よりもあさってと自分の体を信じて、できることを少しずつでも続けていってください。そうしないと、体の感覚が鈍って脳とつながらなくなるので、ますます弱っていってしまいます。ご家族で歩けない方がいても、あなたの気持ちが通じるように「きくち体操」を続けてあげてください。続けていれば、指がしっかりしてきたとか、足の裏でふんばれるようになったとか、必ず変化が起きてきます。

この変化を本人が感じることがとても重要です。私は〝体の感性〟と呼んでいますが、自分の体に何か変化があったときにそれを敏感に感じ取れることは、最後まできちんと生きる体をつくるためにいちばん必要なことです。

「少なくとも朝と夜は足の裏を見て、さわる」

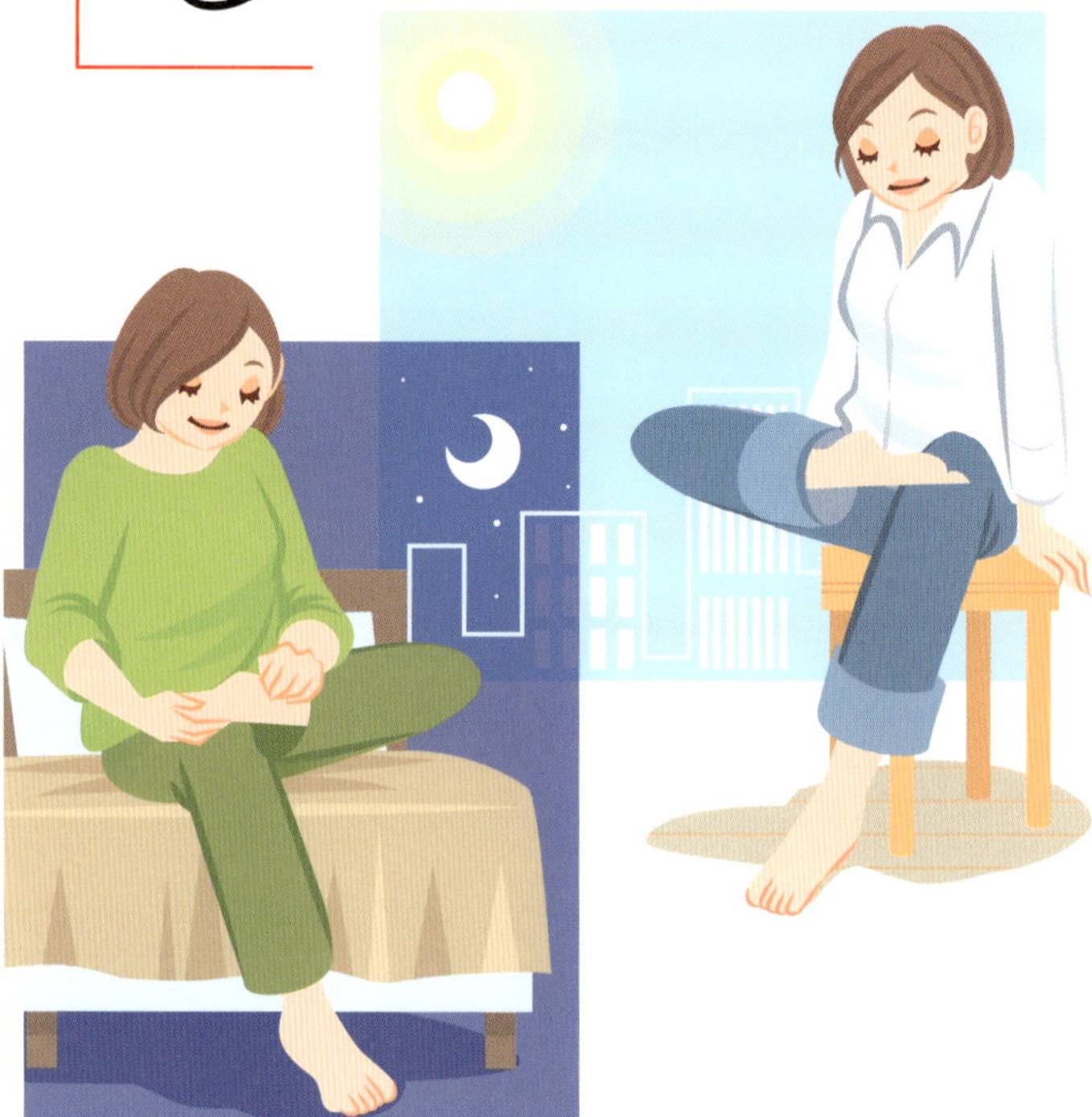

朝に昼に晩に いつでも足をさわって 足首をまわしています

私は家にいるときも、職場である「きくち体操」教室にいるときもいつもはだしです。足の裏の感覚をはっきりさせておきたいということもありますが、いつでも足の裏を見て、指をさわって刺激したいからです。「寒くないですか？」と聞かれることも多いですが、しょっちゅう足をなでてさわって指を動かしていると冷たかった足もすぐに温まります。

それくらい気づいたときはいつでも、足に意識を向けてさわったり動かしたりしています。朝は起きたら必ず足の指や裏をさわって、足首をまわします。そうすると目が覚めて頭がはっきりとします。そして今日もこの足で一日しっかりがんばろう！という気持ちになります。これが私の一日の始まりです。寝ている間は一度も立ったり歩いたりしないので、足の指や裏を何時間も使っていないわけですから、その分弱っています。ですから、足の指や裏をさわって動かして、そこにつながる脳を回復させるのが、私の朝一番の恒例行事です。このおかげで、足のトラブルなしに、一日を送ることができるのです。

「きくち体操」教室に着くとレオタードに着替えて、授業や打ち合わせの合間でも、時間があれば足の裏を見たりさわったり、指を動かしたりしています。

一日の終わりには必ず「ご苦労さん。明日もよろしくね」と語りかけながら足の指や裏をさわって動かし、足首をまわします。逆立ちでもしないかぎり、一日中働いていた足の指、裏です。たったこれだけの面積で、私の全部を支えて立ったり歩いたりしているのです。感謝しかありません。

この本で紹介したことを試した方は気づかれたと思いますが、足は見るだけでも、さわるだけでもどんどん敏感になりますし、筋肉もしっかりとして、思いに応えてくれます。一日に何度さわってもさわり足りないくらいです。

朝、自分の足を回復させて始めると体が弱らない

ほとんどの方は、朝起きたらそのまま洗面所に行ったり、台所で食事の支度をしたり、生活の中で足を使って回復させて一日が始まりますよね。若い時はそれでも間に合っていて、何の不便も感じないで生活できるのですが、本当は、睡眠中に使っていなかった分を若い時から朝一番にきちんと回復させて一日が始まるという使い方をしていれば、歳をとってもそう簡単に足を弱らせたり、ひざや腰を痛くしたりしないですむのです。

何もしないでいると、体は弱っていくのです。そして気づかないうちにバランスが崩れ、痛みが出てきます。痛くなってからは動かせないのでよくしていくのは大変です。ふだん、何事もない時こそ自分の体を知って、きちんと動かして一日を始める。それをしないで間に合わせていると、回復してなかったところはさらに弱っていっているので、いつのまにか歩幅が狭くなったり、重たい頭を支えられずに若くても背中が丸くなったりしてきます。

若い時にどういう生活をしてきたかが元になって歳をとっていくので、どのようにして歳を重ねていくのか、どんな老人になっていきたいのかという考え方がすごく大事なのだと思って私は「きくち体操」を考え、実践してきました。

体は命です。どんなものよりも大事に手をかけて目をかけて大切にしていくという体を動かすことへの基本的な考え方、命に対する考え方が今の世の中には決定的に欠けていると思います。

足が痛い、ひざが痛いからと歩くことをあきらめないでください。毎日使う足だからこそ、歩ける足に育てるチャンスは毎日あります。「きくち体操」に通っている生徒さんたちが、みるみる生き生きとした体になっていくのを、私は毎日見ています。

おわりに

自分の足で歩ければ
脳も体もはつらつとして
一生元気でいられます

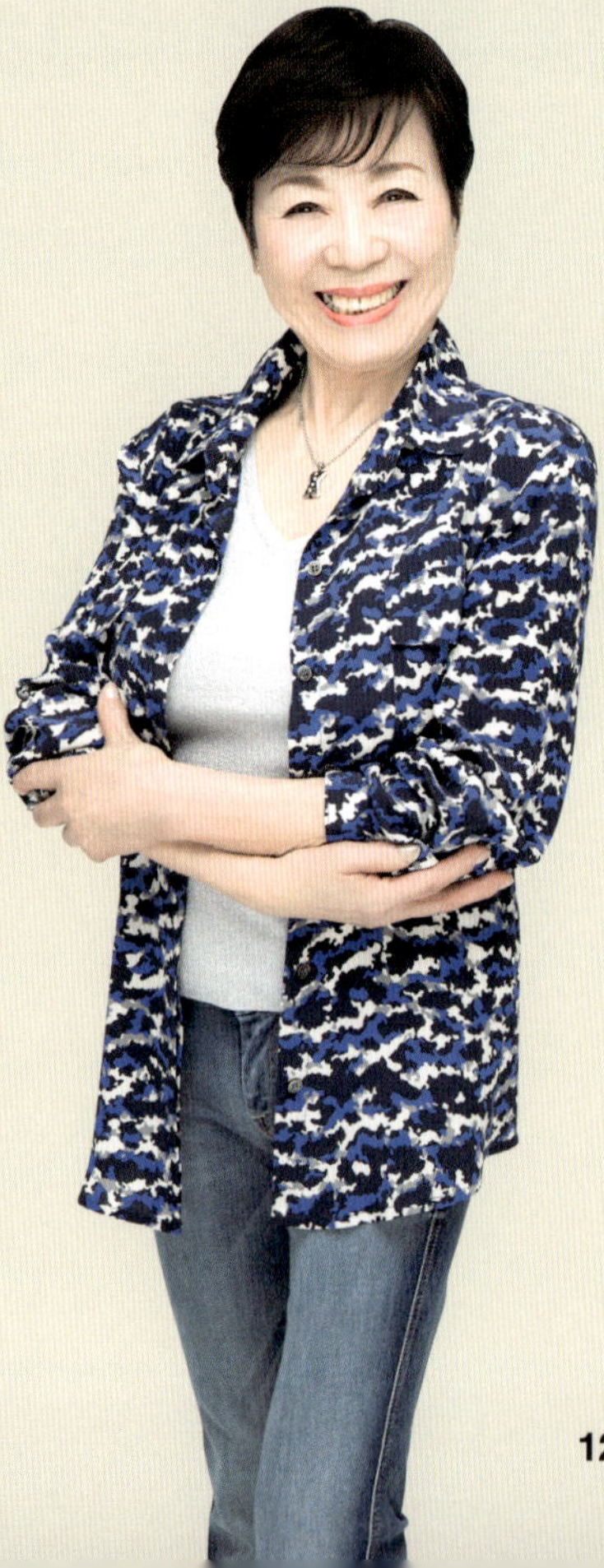

今、歩けるのは、あなたが努力して獲得した能力

一般的には人は生まれて3～4か月も経つと、自力で寝がえりをうつようになり、将来ちゃんと立って歩く準備を始めます。8～9か月になる頃には、一生懸命に頑張ってつかまり立ちをし、やがて手を離して立てるようになります。そして伝い歩きができるようになり、ついには手を離して自力で一歩、二歩と歩いては転び、また立ち上がって歩いては転び、何度も挑戦しては転ぶことをくり返して、やっと自分の足で歩けるようになったのです。誰の手もかりずにです。あなたもそうだったのです。覚えていますか？

寝返りも打てなかった赤ちゃんがひとりで歩くようになるまでに乗り越える試練は並大抵ではありません。私たちはそのことをすっかり忘れています。足など放っておいても自然に歩けると思っているのです。

私は2人の子どもを育て、孫にも恵まれましたが、その子どもたちがひとりでようやく立ったときには猛烈に感動したものでした。真っ赤になって体を支えている小さな足の指、一歩出るごとに懸命にふんばる指と足の

裏。その足から〝将来この足で歩き続けていくんだ〟という意志を感じました。

私たちが生涯自分の足で歩いていくためには、赤ちゃんの時に努力して獲得した能力を絶対に失ってはいけないのです。そのためには毎日自分の足を慈しんで動かす努力を怠ってはいけないのです。

足元が怪しくなったら脳や全身の退化が始まっています

超高齢社会になって足が大事だと言われますが、それに対してただ「歩こう!」というばかりなのが私にはとても気がかりです。

終生、自分の足で歩くにはまず足の指がしっかり使えていることが第一。その指が足の裏をつくっていくのですから。足の裏はかかと、アキレス腱につながり足首になり、ひざを守り、もも、股関節につながっていきます。

足の甲も同じです。指が足の甲になり、足首につながり、すねになり、ひざにつながり、股関節につながっています。足の指を動かすことで足の甲と足の裏に力がつき、そのおかげで脚全体に力がつくのです。

この頃、つまずきやすくなったという方はいませんか? それは幼子がつまずくのと同じこと。足の裏の感覚が鈍り足の指先がしっかりと上がっていないせいです。子どもは何度かつまずいて転んだりするうちに「指先を上げないとつまずく」と学習してつまずかないようになりますが、大人になって再びつまずきやすくなるのは、脳がそのことを忘れてしまっているからです。

私は歩くことはただ前に進むことだけとは思っていません。

足の指を使い、足の裏を脳で感じていつまでも歩ける脚をつくること。その脚に支えられて全身が健やかでいられること。歩く時に刺激を受けた脳がいつまでも冴え渡っていることが歩くことの意味だととらえています。

いくつになってもあきらめないでください。自分の足で歩きたいという強い思いさえ持ち続けていれば、年を重ねても自分の足でしっかりと歩いていくことができますよ。

２０１７年５月　菊池和子

菊池和子（きくち・かずこ）

1934年生まれ。日本女子体育短期大学卒業。体育教師を経て「きくち体操」を創始。川崎本部のほか、東京、神奈川などの教室、カルチャースクールなどで指導を行う。体と心、脳とのつながりに着目した“いのちの体操”は、性別・年齢を問わず多くの支持を得ている。日本ペンクラブ会員。著書は『あぶら身がすっきり取れるきくち体操』（角川マガジンズ）、『はじめての「きくち体操」』（講談社）、『脳活きくち体操』『寝たままできる！ 体がよみがえる!! きくち体操』（以上、宝島社）など。

http://kikuchi-taisou.com/

足の裏を刺激して一生歩ける体になる！ きくち体操

2017年5月26日　第1刷発行
2018年8月22日　第3刷発行

著者　菊池和子
発行人　蓮見清一
発行所　株式会社宝島社
〒102-8388
東京都千代田区一番町25番地
営業 03-3234-4621
編集 03-3239-0927
http://tkj.jp

印刷・製本　日経印刷株式会社

Staff

撮影　鍋島徳恭
編集　中村直子（宝島社）
新本梨香（宝島社）
浅郷浩子
構成　黒川ともこ
モデル　齋藤るり子
ヘアメイク　小島けさき
デザイン　松崎理（yd）
福田明日実（yd）
イラスト　コヅカヒロミ
マンガ　アベクニコ
DTP　POPGROUP

ISBN 978-4-8002-6948-5